临证传奇 贰

留香阁医案集

主编　王幸福

中国科学技术出版社
·北　京·

图书在版编目（CIP）数据

临证传奇．贰，留香阁医案集 / 王幸福主编．— 北京：中国科学技术出版社，2019.1（2022.3 重印）

ISBN 978-7-5046-8150-8

Ⅰ．①临… Ⅱ．①王… Ⅲ．①医案—汇编—中国—现代 Ⅳ．① R249.7

中国版本图书馆 CIP 数据核字 (2018) 第 261208 号

策划编辑　焦健姿　韩　翔
责任编辑　黄维佳
装帧设计　长天印艺
责任校对　龚利霞
责任印制　李晓霖

出　　版　中国科学技术出版社
发　　行　中国科学技术出版社有限公司发行部
地　　址　北京市海淀区中关村南大街 16 号
邮　　编　100081
发行电话　010-62173865
传　　真　010-62179148
网　　址　http://www.cspbooks.com.cn

开　　本　720mm × 1000mm　1/16
字　　数　232 千字
印　　张　16
版　　次　2019 年 1 月第 1 版
印　　次　2022 年 3 月第 3 次印刷
印　　刷　天津翔远印刷有限公司
书　　号　ISBN 978-7-5046-8150-8 / R · 2349
定　　价　35.00 元

恭贺王幸福先生《留香阁医案医话》出版

学有传承宗岐黄
兼收并蓄撷精良
医坛深耕在临床
胆大心细除魍魉
集腋成裘碎金镶
幸福话案阁留香

戊戌夏月 贾海忠
书于慈方斋

慈方中医馆馆长贾海忠题词

编著者名单

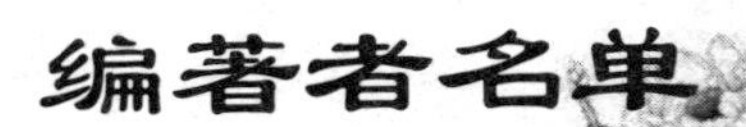

主　编　王幸福

整　理　胡　洋　王　朝　李文学　徐　飞

内容提要

本书为《临证传奇》系列的第二部，收录了王幸福（古道瘦马）老师近年来诊治的上百例病案，其中既有心、肺、胃、肠等内伤杂病，又有部分外感病症，还有皮肤科、外科、男科、妇科、五官科等诸多医案，其中不乏相对疑难的病症，经王老师以纯正的中医方法诊治，取得了良好的临床效果。每一病案都有详细的诊治过程，特别是症状、舌脉、处方用药及服药后的病情变化，均有翔实记录。病案之后的按语，或点出辨证要点，或归纳诊治思路，或提示方药技巧，亦是不可忽略的重要内容。书末还附有王幸福老师做客当归大学堂的讲座实录及互动交流内容，相信对中医爱好者研习中医有所启发。

本书语言质朴通俗，论述翔实可靠，病案真实可信，具有很强的临床实用性，适合广大中医师及中医爱好者参考阅读。

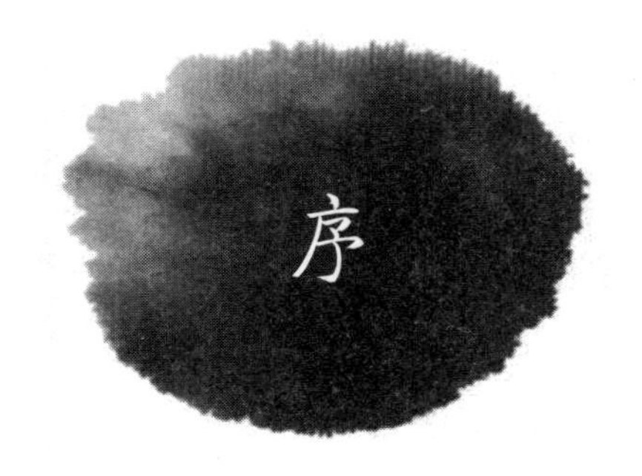

一

能看病，能说出道理，能写成文章，这是在40年前风华正茂的二伯父告诉我当医生的最高境界，也可以说是他的理想抑或当时的真实写照吧。这句话自然而然地成为我的终身追求和评价医生的标准。会看病是医生的基本功；能说出道理，是取得同行认可、学生获益、患者信服的必要条件；能写出文章乃至著书立说，是对经验的升华、理论的系统乃至思想的延伸。

知道王幸福老师会写书的时间并不长。大约是2015年春，我无意间发现有三本书畅销的王幸福是陕西人。这对于我这个长于文史，自以为对古今医家还算了解的医生来说颇感惊讶——我怎么没听说过这个老乡呢？名不见经传竟能一举成名，必然有他的原因。正好登门拜访的郭朝虎医生就和王幸福老师学习过，乃在8月份得以见面聚谈。先看其人，温文尔雅，长我一岁，举止大方，谦谦如也。获赠王幸福老师所著《杏林薪传》《杏林求真》《医灯续传》，如获至宝。再看《杏林薪传》中有我用蛤蚧的经验，《医灯续传》有我用当归芍药散治疗卵巢囊肿的经验，既喜出望外，更是对他这种不掠人之美，实事求是的文风赞叹有加。尽管书中还引用了古今不少医家的经验，但一点也没有掩盖他慧眼识珠、披沙拣金、自我思考、推陈出新、勇于实践的风范。这种编著方式是历代中医人的传统。就像千家《伤寒论》注家也代替不了原著一样，但在这个过程中，成千个名医诞生了，上万个学习注家的中医也脱颖而出、独当一面了。看王幸福老师的书，就是要学习他这种治学方法。面对汗牛充栋的书籍，我常常仰天长叹："给我给我一双慧眼吧。"话音未落，干货出来了，王幸福老师的专著就要出版了。这是学问日进、老而弥坚的写照，这是新鲜出炉的"肉夹馍"，这是现代版"洛阳纸贵"的中医部分。

能说会道是王幸福老师的长处。这个只要看他这几年各地讲学、粉丝众多就可想见。而我亲耳聆听则是在我们认识不久在西安一起开办的"三王开泰老中医经验学习班"和其后在南京共同登台的"中医消化病实战巡讲"上。他的讲演，真情实感，生动活泼，循循善诱，讲道理，摆事实，接地气，好学好用，颇受学员的好评。我呢，听了之后，说是"既生瑜何生亮"，有些太把自己当回事了吧。说是暗自嫉妒、不以为然，却是小看我了。说是"平生不解藏人善，到处逢人说项斯"我就比较喜欢听了，也符合实际。虽然依王老师的影响，找个国医大师写序不算难事，而不学如我，不加推辞，越阶上位，欣然作序，是因为我太佩服他了，能写出真情实感。当然，也多少有点"搭上动车，借以扬名立万"的窃喜和动机。

会看病，能治病，见解深入，用药大胆，经验独到，方法老到，是王老师这本书的骨肉。王老师早年学医，苦练童子功。其后从政，仍在医界，阅历丰富，上过中央党校，中年以后自药店坐堂起家，边学边悟，边看边写，他的深厚哲学功底发挥了莫大作用。医可自学，大医非得睿智敏哲不可。远近如张景岳、张锡纯、萧龙友等，成就不比几十年如一日的临床医生差。也可以说，王幸福老师是非学院派成功的典型人物。现在民间医生看不起学院派，也引起了我这个学院派医生的反思。现代中医教材有其普及规范和进步的一面，但它是基本技能、基本观点，如果我们已经是中高级职称了还不能在适当时候脱离教材，钻研经典，反复揣摩，尤其是《神农本草经》《伤寒论》《金匮要略》这些与临床关系密切而为数不多的几本书，不向疾病学习，不向患者学习，没有理论自信，方法自信，也就没有临床自信。如果我们不以能和西医最高水平对话为荣，而是拿出中医人认可的真本事和西医的短板叫板，扬长避短，遵循中医自身发展规律，不断扩大临床阵地，提高常见病、多发病、疑难病的治疗效果，桃李不言下自成蹊，就不怕民间中医看不起了。如果我们把大多数中医专家教授从力求证明中医伟大正确的实验室里解放出来，投入到临床一线，用疗效证明中医的不可或缺。如果我们不以中医院的规模大为荣，而以有大医为荣，有绝活为荣，一号难求为荣，我们就应当把大多数中医专家教授从病房里解放出来（要知道，历代医家都是在门诊发挥作用的），改变“1周一两次门诊，患者难以接续，复诊人数过少，经验难以积累，理论难以创新”的实际，就像古代医家“日理临床夜读书”，中医何愁不能发展？“民间热，学院冷，国外热，国内冷”的怪现象何愁不能反正？

是为序！

中医肿瘤专家、广西名老中医　王三虎

戊戌仲夏于西安过半斋

二

医乃仁术，非具仁心不可为之。而若无救人仁术，其仁心不可及也。中华医学源远流长，历代著述，汗牛充栋，各家医论，莫衷一是！更值西方医学，传入中华古国已逾百年，中西医学，交相辉映，欲通古今医学大成者，若非心性聪敏、精勤不倦、审思力行，验之临证，虽穷一生之力，也仅能观其端貌。故此，古淳于公言：人之所病，病疾多，医之所病，病道少。百年之后，现代医学技术虽然迅猛发展，面对病家万般疾苦，医家依然乏起沉疴之方。中华医学虽远古流传，其光华灿烂依然，解痼疾新症，独具优势。然当今之病家，形质及其生活方式，已与古时不同，情志压力更甚于古人，且常常接受中西医药两种救治，病机症候变化万千，凡当代明医，必广涉中西医学、且能融古通今，反复实践，经年累月，终成大道，以仁心仁术，解生民疾苦，于斯，其善莫大焉！

王兄幸福，号称“古道瘦马”，天资聪颖，自幼习医，虚心而师百氏，溯源《灵》《素》，问道仲景，广涉历代诸家著述，并能与时俱进，兼备当代医学新知，身体力行，临证经年，反复玩味，以其高超仁术，苦心济世，终成名医大师。为启后学，将临证所得脉案，悉心整理，集腋成裘，终成本书，冀望传香众多后学之仕，以光大我中华医学！今先生邀余作序，展卷细读医案医话，不禁拍案称奇，若读者能从医案医话中领悟济世慈航之方略，以解临证望洋之叹，此仁人之心，古今一辙！故此作序！

香港大学中医药学院教授、副院长　沈剑刚
戊戌仲夏于香江

三

受王幸福老师之托，为其新作《临证传奇》系列作序，甚感荣幸。收到书稿，便不能自已地一气读完，在畅快的阅读中领略其丰富的临床经验、务实的治学精神和独特的学术见解。

临证传奇之贰的医案集收录了王老师近五年来诊治的病案150余例。读其医案，犹如亲临诊治现场；每逢精彩之处，忍不住拍案叫绝；联想起临床上遇到的相似病例，恨不得马上拿来应用！

临证传奇之叁的医话集更是值得品读，其内容涉及单味中药和名

方应用的独家经验，病症诊治的独特思路，以及学医方法和临证感悟等。其医话文字平实，论述质朴，却能将诊治疾病最关键之处道破。如关于应用半夏，“取效的关键是用量：若燥湿化痰，6 ～ 10g 足矣；降逆止呕，15 ～ 20g 不为多；镇惊安神，必用 30 ～ 60g”；再如“临床上治疗顽固的湿疹和牛皮癣，现在基本上都是采取在有效的方中加入大量的苦参 30 ～ 50g，疗效较过去大幅提高”，“我的处方思路很简单，就是两句话，病机加专药”。医话也透露了王老师成为中医临床大家的秘诀：注重临床疗效，崇尚大道至简，反对空泛的理论，不盲从迷信权威。他善于学习别人的经验，博采众方为我所用。如其用枸杞 30 ～ 40g 治疗阴虚口苦的经验来源于孟景春先生，重用茵陈治疗阳黄则受王辉武、陈国恩老中医的影响。

此前王老师已经出版过多部著作，如《杏林薪传》《医灯续传》《杏林求真》《用药传奇》《临证传奇》。如能将这些著作结合起来，认真研读，认真实践，一定能迅速提高临床疗效，树立从业自信。“三年期满，皆能行道救人”，这也正是王幸福老师的希望所在。

东南大学附属中大医院主任医师、硕士研究生导师　王长松
戊戌仲夏

目 录

临证传奇·贰

留香阁医案集

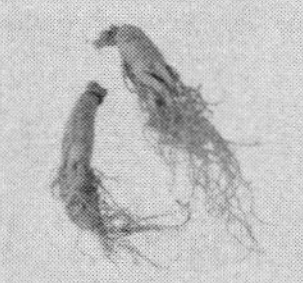

001 头面五官门

028 心胸门

040 咳喘门

048 脾胃门

118 小便门

124 皮外门

135 汗 门

142 不寐门

156 发热门

头面五官门

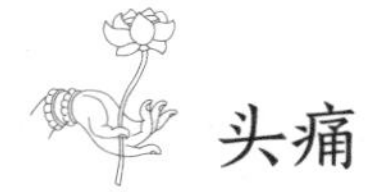

头痛

【病案 1】杨某，女，52 岁。右边头痛 3 个月余，乏困无力，血糖高，脂肪肝，低血压 70/40mmHg，舌淡苔薄白，脉沉弱无力，前医以川芎茶调散为主加减不效，又用散偏汤加大量蜈蚣全蝎亦无效，黔驴技穷，无计可施，患者转投于我处，寻求治疗。我辨为气虚头痛。

补中益气汤合三仙汤加减

［组成］生黄芪 60g　山　药 30g　苍　术 12g　玄　参 15g
柴　胡 10g　升　麻 6g　当　归 15g　仙鹤草 60g
仙　茅 10g　淫羊藿 15g　炒山楂 15g　陈　皮 15g
生　草 10g　川　芎 10g　鸡血藤 30g
干　姜 10g　茯　苓 25g　白　芍 30g

［用法］7 剂。水煎服，每日 3 次。

1 周后，二诊，患者说喝前 3 剂无动静，头痛照旧，从第 4 剂后头痛戛然而止，乏困亦好转。患者说真服气了，折腾了几个月的头痛，你几剂药就解决了。现请你继续治疗糖尿病和脂肪肝。

按：此病治疗起来并不难，为什么前医治疗不效而我效，我认为并不是我高明，而是前医忽略了病机，仅从专病入手，寻专方专药而去，未针对病机，故无效。此患者，脉沉弱无力，舌淡苔白，血压偏低，乏困无力，明显的气虚，中气不足，清阳不升，还要用攻法，活血祛瘀，进一步耗伤气血，肯定不效，只能加重。相反针对病机，选方用药治疗，一箭中的，即取速效。此案中，补中益气汤升阳益气，三仙汤解困，山药、玄参、苍术、黄芪调节血糖，此乃名医施今墨先生经验，川芎、白芍解痉缓急，标本兼顾，故取效。

【病案 2】王某，男，56 岁。此患者正是我自己，前些天下雨路滑，骑自行车刹车被摔下，头部右侧着地，当时就感头昏不清，10 余分钟后才站起来，事后除了外伤疼痛外，认为是跌打损伤，就用了一些红花油之类的外涂用品，内服了一些跌打损伤的药，满以为过几天就会好了。

谁知几天后，外面表皮是不痛了，白天也没有大的感觉，但是出现了新问题，每天晚上后半夜开始噩梦纷纭，直至清晨 4 点左右，右侧头痛难忍，无法再睡而醒，起床后持续 3 ～ 4h 转缓。白天记忆力下降，心情不好。连续近 1 周，把人折腾得痛苦不堪。

原想是跌打损伤，多吃点活血化瘀的三七土鳖虫之类药就行了，谁知越吃越不管用，这才认真思考起来，看来不是简单的问题，应是轻微的脑震荡。怎么办？曾想用一个复方加减，通窍活血汤，健脑开窍，活血通瘀，觉得太复杂，不如先用单味药看看，省事。

分析此证，除了噩梦纷纭，记忆力下降，突出症状是头痛致醒，也是最痛苦之处，理应擒贼先擒王，抓主证，用治杂病之法，头痛专药川芎，大刀阔斧，单刀直入，于是用川芎颗粒 6 袋（相当于饮片 60g），一次冲服，服后 1h 内头部憋胀，血压上升，而后诸症消退，头脑清醒，再无噩梦头痛，真乃快捷，一次解决问题。

按：此案给我的启示是，对于病证单纯，病因简单，主证突出的，可以考虑，抓住一点，不及其余，重用单方，或者专药，直捣黄龙，也许是一个好方法和快捷有效的思路，临床上我经常这样用，常收佳效。

【病案 3】另某，女，43 岁。此人头痛欲裂，无法忍受，患多年高血压病，实测血压 190/90mmHg，饮食二便基本正常，眠差，脉象寸上鱼际尺不足，舌淡苔薄白。典型的肝阳上亢证。

处　方

［组成］白蒺藜 30g　钩　藤 150g　菊　花 30g　夏天无 30g
夏枯草 30g　川　芎 12g　怀牛膝 30g　鸡血藤 15g
黄　芩 30g　天　麻 30g　车前子 30g　石决明 30g
生龙骨 30g　生牡蛎 30g　益母草 30g
泽　兰 15g　蝉　蜕 30g　女贞子 15g
墨旱莲 15g

［用法］3 剂。水煎服，每日 3 次。

3 日后，告知，头已不痛，血压降至正常。效不更方，续服 15 剂，血压平稳，嘱杞菊地黄丸常服善后。

此方白蒺藜、钩藤、菊花、夏枯草、黄芩平肝降火；石决明、生龙骨、生牡蛎潜阳重镇；川芎、怀牛膝、鸡血藤、夏天无活血逐瘀；车前子、益母草、泽兰利水减压；女贞子、墨旱莲、天麻滋阴补精；蝉蜕安神定志。既针对病机，又照顾现症，药量精准，丝丝入扣，故见效较快。谁说中医治不了高血压！好好看看此案。

【病案 4】黄某，女，70 岁。人瘦羸，中等身高，面略黑，主诉，头痛如裂，昏胀，失眠，咳嗽，1 个月余，脉弦滑有力，寸上鱼际，舌淡苔白，血压190/110mmHg。辨证为肝阳上亢，肾阴亏枯。治宜平肝潜阳，滋补肝肾。

处 方

［组成］白蒺藜30g　钩　藤200g　菊　花30g　茺蔚子30g
夏枯草30g　川　芎10g　怀牛膝10g　天　麻30g
生龙骨30g　生牡蛎30g　桂　枝25g　白　芍25g
清半夏30g　炒枣仁30g　柏子仁20g　木　香15g
代赭石30g　灵磁石30g　玄　参30g　生甘草6g
陈　皮10g　茯　神30g　紫　菀15g
款冬花15g
焦山楂、焦麦芽、焦神曲各15g

［用法］7剂。水煎服，每日3次。

1周后复诊，头痛咳嗽减轻，失眠好转，血压120/80mmHg。效不更方，续服7剂，诸症平稳。

按：此证治疗起来并不复杂，患者在乡下治疗1个多月不效，转入我处治疗，关键在于用方不当，药量不足。我接手后用天麻钩藤饮，桂枝龙牡汤，二陈汤加减，平肝潜阳，滋补肝肾，很快见效。一是用方准确，二是用量给足。钩藤直接给200g，这是关键，血压很快下降，诸症平息。此案治疗要抓住本质，平肝潜阳，直捣黄龙；不要只是局限于头痛，失眠，咳嗽诸症，舍本逐末，见症治症。

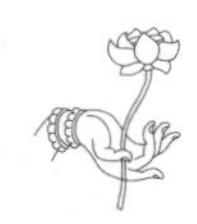

低血压头昏痛

【病案5】患者，女，平素头昏沉、疼痛，心烦无力，依靠咖啡缓解度日。于是遍访名医，医以补中益气汤、桂枝汤、麻黄汤之类纷乱杂投，初觉稍有缓解，然一停药，即前功尽弃。患者倍感绝望，患者于网络得知王师之名，见王师治疗低血压之撰文，顿感柳暗花明。遂网络求诊于王师。现年36岁，血压80/50mmHg左右，头痛头昏，极易犯困，尤到中午时分。时常心烦意乱，入睡困难，睡后又易醒来。四肢冰凉，食欲不佳，性欲冷淡。腰部不舒，哺乳期曾有严重腰痛，难起床席。月经常持续十几天，而量又极少。自小以来，不常出汗，大便亦不通畅且有痔疮脱肛。

处　方

［组成］生黄芪30g　当　归15g　太子参30g　白　术30g
干　姜15g　桂　枝15g　肉　桂10g　生甘草30g
枳　实15g　陈　皮10g　生麻黄10g　川　芎10g
五味子15g　熟地黄30g　卷　柏15g
栀　子10g　生　姜30片　大　枣10枚

［用法］7剂。水煎服，每日3次。

待药至尽剂，患者反馈，诸症皆失，精神倍增，睡亦安稳，大喜不已。

徐飞按：此患者头昏无力，心烦不眠，手足厥逆，纳差性冷，月事淋漓量少，汗少便艰，痔疮脱肛虽诸症庞杂，然分明一派气虚血弱，中气不足，阳气难布之候，故现之于脉可见低血压。治当补气养血，重振中气，温阳通脉为法。乃以当归补血汤补气养血，理中汤疗倦怠少气，四肢不温，食少纳差。又用阳和汤合桂枝汤将温阳补血，散寒通滞予以加强。至于枳实更妙，既有行气升压之功，又有疗脱肛之效。五味子则更是孙思邈疗苦夏虚乏无力之妙味。心烦不眠则有栀子，痔疮脱肛又有卷柏。诸药合用，交相呼应，火力全开，扫荡诸症，尽显

"汤者荡也"之本色，其高明以为何如！

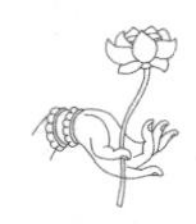

眩晕不止

【病案6】乔某，男，80岁。最近因眩晕不止，两次住院治疗，怀疑高血压，脑梗死，经西医治疗一段时间，眩晕略为减轻，仍然走路天旋地转，欲扑地。无奈，慕名从河南来陕西求治于中医。此人高大魁梧，面黄，不能走动，一动就晕，欲栽倒。血压略高，该年龄亦属正常，舌淡苔白腻，脉弦滑有力，尺略显不足，饮食二便尚可，腰时有酸痛。辨为阳虚水泛，少阳郁火，清阳不升，浊阴不降。似西医所谓的梅尼埃病。

柴陈泽泻汤合真武汤加减

［组成］柴　胡 10g　　黄　芩 10g　　法　夏 30g
党　参 15g　　甘　草 5g　　大　枣 10g
生　姜 10g　　陈　皮 10g　　茯　苓 50g
苍　术 15g　　泽　泻 70g　　白　芍 15g
天　麻 30g　　钩　藤（后下）12g
菊　花 30g　　制附子 10g

［用法］7剂。水煎服，每日3次。

1周后复诊，眩晕基本止住，患者很是高兴，直赞中医好。效不更方，因有轻微耳聋，上方去附子、白芍加三甲（龟甲、鳖甲、牡蛎）又7剂痊愈。

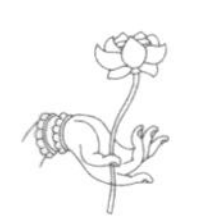

脑梗死头晕

【病案7】温某，男，68岁，某省委党校前副校长。头晕多时，经省医院检查诊断为"腔梗"，住院治疗一段时间，现头晕犹如戴一帽子，血压偏高，西医治疗不佳，经朋友介绍求治于中医。患者中等身高，面略憔悴，舌质淡，苔白腻，脉弦滑，饮食二便基本正常，余无明显之症，要求继续解决脑梗死引起的头晕，以免后患。中医辨证，气血不和，痰阻血瘀，清阳不升，浊阴不降。

柴陈泽泻汤加减

［组成］柴　胡15g　黄　芩15g　清半夏30g　党　参30g
陈　皮15g　茯　神45g　桂　枝15g　白　芍15g
泽　泻60g　天　麻30g　钩　藤30g　菊　花30g
怀牛膝15g　白蒺藜15g　鸡血藤45g　乌　蛇20g
生麻黄6g　石决明30g　银杏叶30g
川　芎30g　生　姜3g　大　枣3g

［用法］7剂。水煎服，每日3次。

1周后，复诊，患者甚是欣喜，高兴地说，没想到中医这么神奇，7剂药头就不晕了，帽子感也去了。要求继续服药，巩固。效不更方，再续7剂痊愈。

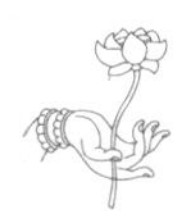

头晕耳鸣

【病案8】张某，男，46岁，公务员。2007年10月初诊。患者眩晕30日，经耳鼻喉科检查，诊为梅尼埃综合征。曾用西药治疗不见好转。眩晕每日发作 1 次或 2 次，每次 30 ～ 60 分钟，卧床不能动转，自觉周围一切东西都在旋转，伴有恶心呕吐，耳鸣，胸胁满，食少，睡眠不好，脉弦略滑，舌苔薄腻，舌质红润。乃肝气抑郁，脾失健运，风阳夹痰上扰。治宜平肝降逆、和胃、化痰息风。

处 方

［组成］广陈皮 12g　枳　实 9g　半　夏 30g　茯　苓 45g
竹　茹 12g　白　术 9g　泽　泻 75g　磁　石 30g
钩　藤 12g　丹　参 15g　酸枣仁 15g
甘　草 6g

［用法］日服 1 剂。

以上方为基础，有时加入菊花、何首乌。服药 1 周后，眩晕发作次数逐渐减少。2 周后已不发作。呕吐、耳鸣等症消失，睡眠好转，食欲增，乃出院。嘱服杞菊地黄丸以巩固之。

按:《素问・至真要大论》云:“诸风掉眩，皆属于肝。”《灵枢・海论》云:“髓海不足，则脑转耳鸣，胫酸眩冒，目无所见。”本证虚实互见，因虚、因痰、因火皆可发生。从脏腑定位来讲，与肝的关系最密切，因肝为风木之脏，内寄相火，风阳内动则为眩晕；从脏腑辨证来讲，与肝、肾、脾三脏的功能失调有关，肾精亏虚，肝气郁滞，脾失健运，皆可导致本症的发生。

上方为温胆汤合泽泻汤化裁而成。以温胆汤理气解郁化痰清热，合泽泻汤淡渗利湿健脾。泽泻汤,《金匮要略》用以治支饮，合入温胆汤，治疗因肝脾失调，痰浊中阻而致人眩晕，当属对症之剂。更加磁石、钩藤潜阳息风，丹参、酸枣仁和血宁神。俾痰热除，肝风息，气血和调，而眩可除。

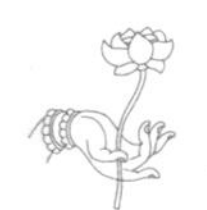

视物模糊

【病案9】王某，男，62岁。2017年11月20日左右，视力开始下降，视物有些模糊。开始没有引起注意，持续了有2个多月。以为是年龄大了，老花眼。后来觉得有点不对劲儿，老花眼应该有个逐渐发展的过程。而这次视物模糊是突然发生的，所以引起了自己的怀疑。在家人的督促下到医院眼科进行了检查。结果是眼底中央静脉闭塞，缺血型，黄斑囊性水肿引起的视力急剧下降。西医要求立即住院进行手术治疗。本人考虑到自己的右眼已经视物不清，仅靠左眼视力在工作生活。况且做手术风险太高，不能保证完全成功。所以就放弃了手术治疗采取中医治疗。

此人视力下降两个月，看书、看手机均模糊不清，不能识别。舌淡白胖大，有齿痕，脉象浮濡，饮食二便基本正常。中医辨证为气虚湿盛，血瘀壅塞。治宜健脾利湿，活血祛瘀。处方：五苓散加减。配合活血胶囊。

初诊

五苓散加减

［组成］茯　神15g　　猪　苓15g　　泽　泻30g
桂　枝15g　　肉　桂10g　　苍　术15g
香附子25g　　夏枯草25g　　生麻黄10g
生甘草10g　　白蒺藜30g

［用法］10剂。水煎服，每日3次。

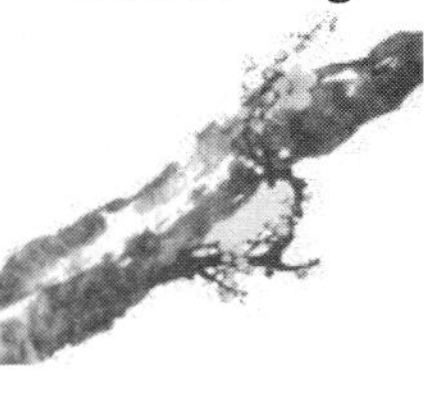

活血胶囊

[组成] 生水蛭200g　土鳖虫200g
　　　生麻黄50g　血　竭30g
[用法] 每日3次，每次10粒。

10日后，眼睛没有变化，仅舌苔变薄已无齿痕。

二诊

处　方

[组成] 茯　神15g　茯苓皮30g　猪　苓15g　泽　泻30g
　　　桂　枝15g　肉　桂10g　苍　术15g　香附子25g
　　　夏枯草25g　生麻黄10g　生甘草10g
　　　白蒺藜30g　车前子20g　茺蔚子30g
[用法] 5剂。水煎服，每日3次。

配合服用活血胶囊（方同初诊），眼睛仍然没有变化。

三诊

苓桂术甘汤加减

[组成] 茯　苓30g　茯苓皮30g　桂　枝30g　苍　术15g
　　　白　术15g　香附子25g　夏枯草25g　生麻黄10g

生甘草 10g　白蒺藜 30g　车前子 20g
葶苈子 10g　茺蔚子 30g　川牛膝 30g
丹　参 30g
[用法] 5 剂。水煎服，每日 3 次。

服后 3 日，视力突然出现变化，已经能辨认清楚书上的字和手机上的字。但是和以前相比，只是恢复了七成。大喜！真是铁杵磨成针，功到自然成，守方成功！

四诊

苓桂术甘汤加减

[组成] 茯　苓 30g　茯苓皮 30g　桂　枝 30g　苍　术 15g
白　术 15g　香附子 25g　夏枯草 25g　生麻黄 10g
生甘草 10g　白蒺藜 30g　车前子 20g　葶苈子 10g
茺蔚子 30g　川牛膝 30g　丹　参 30g
羌　活 10g
[用法] 6 剂。水煎服，每日 3 次。

配合服用活血胶囊（方同初诊），视力恢复八成，继续服药。

按：治疗此病，坚持辨证方案不变，以健脾化湿为主，同时兼顾活血化瘀。化湿气以五苓散和苓桂术甘汤为主。散结以香附子、夏枯草、生麻黄、生甘草、羌活、白蒺藜为主。此方是我用来治疗眼结膜出血的经验方，既然它能散去眼结膜的血，我想它也能散去眼底中央静脉的瘀血。实践证明，这个猜想是正确的，这为我们治疗眼底瘀血又发现了一个新的用药思路。车前子、葶苈子、茺蔚子、川牛膝利水减轻眼压。再加上胶囊方的活血散结作用。标本兼治，在很短的时间里就取得了显著的疗效。

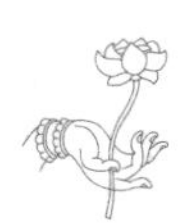

眼底出血

最近连续看了几例眼底出血的患者，引起了我的注意，看来此病有一定的普遍性。现举一例谈一谈此病的治疗。

【病案 10】王某，76 岁，男性。平时除有糜烂性胃炎外，无其他大病，视物模糊不清，玻璃体混浊，视力下降。一日，在医院陪护老伴时，顺便到眼科检查了一下眼睛，结果被告知眼底静脉炎引起玻璃体积血，很严重，要立即手术。患者和我较熟悉，打电话咨询我怎么办，我说中医就可以治疗。

此人身高 1.75 米左右，稍瘦，面略暗，视物昏花不清，耳稍聋，性情急躁，舌微红，苔白，脉弦硬，饮食二便尚可，精神还好。我告之，动脉硬化引起的眼底出血，中医认为肝肾阴虚，肝火上亢引起的。

处　方

［组成］菊　花 10g　　密蒙花 6g
　　　　枸　杞 15g　　生蒲黄 30g

［用法］7 剂。代茶饮。

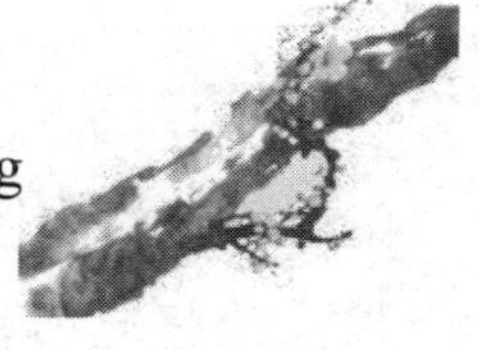

1 周后复诊，眼睛视力好多了，也清凉多了，过去眼睛涩痛也好多了。续服 7 剂，到医院做眼底检查，已无积血，玻璃体仍混浊，系老年退行性眼疾。至此，嘱常饮枸杞蒲黄茶，善后。

按：此案患者眼底出血重症，之所以敢承约用中医治疗，乃我多年治疗效果卓著，其中关键用药在于蒲黄一味。我早年三十多岁时，曾因眼底静脉炎引起出血，用西药蝮蛇抗栓酶静脉推注1周，效果不明显，后参考有关文献，用失笑散1周治愈。后因服用不方便，将此方精简为一味蒲黄当茶常饮，活血、降脂、软化血管三位一体，效果非常好。在治疗高血压、糖尿病、冠心病等引起的眼底出血症中，常重用此药组方治疗，一般眼底出血均在半月内吸收痊愈。故不私密介绍给大家分享。

【病案11】黄某，男，55岁，新疆乌鲁木齐人，高血压合并眼底出血，来西安计划做眼底手术，后经女儿劝阻，先看中医不效再手术，听之（该女在西安工作，我曾为其治疗过严重痤疮，痊愈，故笃信中医）。此人头晕，耳鸣，视物模糊，睡眠差，腰腿酸软无力，饮食二便尚可，血压190/120mg。舌暗红苔白，脉滑实有力，双尺略显不足。诊断：高血压动脉硬化，中医辨为肝阳上亢，脉络溢血。

处　方

［组成］白蒺藜30g　钩　藤30g　菊　花30g　白　芍30g　生蒲黄（包）30g　五灵脂25g　丹　参30g　茺蔚子25g　川　芎10g　怀牛膝25g　玄　参50g　女贞子15g　墨旱莲30g　豨莶草30g　炒杜仲30g　淫羊藿30g　合欢皮25g

［用法］10剂。水煎服，每日3次。

二诊时，血压降为150/100mmHg，头晕好转，视物模糊减轻，但仍便溏，上方加干姜，带药返疆，续服20剂。电话告之，血压130/85mmHg，视力也恢复正常，睡觉舒服，人走路上楼有劲，头不晕，耳不鸣。问还再服否，答曰：再服10剂巩固。

按：此案，白蒺藜、钩藤、菊花平肝清热，蒲黄、五灵脂（失笑散）川芎、茺蔚子、丹参活血祛瘀，玄参、女贞子、墨旱莲、怀牛膝、豨莶草、炒杜仲、淫羊藿调补阴阳，干姜护脾，因玄参、菊花等药偏凉，且已见便溏，白蒺藜、合欢皮，为一药对，专治门静脉肿大和脾肿大，具有很强的软化血管的作用，同时还有安神作用，是我从已故名医祝谌予处学的。总之，该方集平肝清热，活血散瘀，调补肝肾于一体，标本兼治，药中病的，故收效颇著，患者不但避免了手术，而且还将血压恢复到正常。可见，中医只要辨证准确，用药妥当，对一些疑难重症还是不错的。此案中要特别强调指出的是，我在治疗眼底出血一症时，对于因糖尿病、高血压、眼底动脉硬化等病所致时，一律用失笑散加茺蔚子，此乃我的经验，临床效果显著，读者从该案中即可见之。

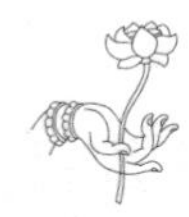

麦粒肿（睑腺炎）

【病案12】许某，女，10岁。经常暴发火眼，西医诊断麦粒肿（睑腺炎）。近期又再次发作，左眼红肿，睁不开眼，流有脓性分泌物，发热疼痛，西医需要手术，但无医生愿意给做。故寻求中医治疗，刻诊：脉滑，舌淡厚腻。易食肥腻，大便秘结。辨证为阳明少阳合病，热攻眼睑。

防风通圣散加减

［组成］荆　芥 6g　防　风 6g　麻　黄 6g　薄　荷 6g
生大黄 15g　元明粉 10g　栀　子 10g　滑　石 15g
生石膏 30g　黄　芩 15g　连　翘 15g　桔　梗 6g
金银花 60g　当　归 10g　赤　芍 10g　川　芎 10g
茯　苓 10g　生甘草 15g　菊　花 10g
野菊花 15g　白蒺藜 12g　甜叶菊 2g

［用法］7 剂。水煎服，每日 3 次。

1 周后大便通畅，肿消炎退，麦粒肿（睑腺炎）痊愈。

按：麦粒肿西医分内外症，此症属于内麦粒肿急性发作。西医认为内麦粒肿为睑板腺的急性化脓性炎症，其临床症状不如外麦粒肿来得猛烈，因为处于发炎状态的睑板腺被牢固的睑板组织所包围，在充血的睑结膜表面常隐约露出黄色脓块，可能自行穿破排脓于结膜囊内，睑板腺开口处可有轻度隆起，充血，亦可沿睑腺管排出脓液，少数亦有从皮肤而穿破排脓，如果睑板未能穿破，同时致病的毒性又强烈，则炎症扩大，侵犯整个睑板组织，形成眼睑脓肿。

西医通行的做法是用抗生素和手术，但是痊愈后易复发，不如中医治疗彻底，釜底抽薪，一劳永逸。

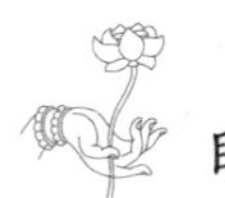

眼眵

【病案 13】张某，女，89 岁。患者家属口述，老人眼结膜红，眼屎多，牙痛，能食，大便少，平时身体尚可。近日背肋部疼痛难忍，不能碰触，外观还未见疱疹。舌脉象不详。西药用了两天不见好转，要求吃中药。

瓜蒌红花汤合玉女煎加减

［组成］瓜　蒌 45g　红　花 10g　生甘草 15g　桑　叶 15g
菊　花 15g　大青叶 12g　板蓝根 15g　麦　冬 30g
生石膏 30g　生地黄 30g　知　母 10g
怀牛膝 10g　徐长卿 10g
［用法］3 剂。水煎服，每日 3 次。

3 日后反馈，背肋疼痛已好多了，眼眵减少，牙已不痛了。效不更方，续服 3 剂善后。

按：此案症情比较简单，辨证也不难，但苦于老人年龄高，一般医生回避风险不愿意接治。其实只要没有什么大病，完全可以中医药治疗，不必过于担心。该案患者背肋痛，不能触摸，且年龄较大，一般都是带状疱疹，虽说还没有起疱疹，不影响诊断，专方瓜蒌红花甘草汤治之，板蓝根、大青叶清热解毒，徐长卿祛风止痛，桑叶、菊花清肝风热，玉女煎祛胃火止牙痛，全方秉“有是证用是方，有是证用是药”的原则，方药对症，故收速效。

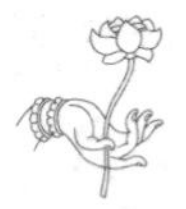

过敏性鼻炎

【病案 14】邢某，女，50 岁。患过敏性鼻炎和荨麻疹十余年，久治不愈。从千里之外的黑龙江赴陕求医，一路鼻涕不息，胸闷气短，胫踝肿胀，身上斑丘疹，此起彼伏，瘙痒无比。舌淡苔白，脉弦细弱，饮食二便尚可。

处　方

［组成］生黄芪 100g　防　己 15g　当　归 20g　荆　芥 10g
防　风 10g　麻　黄 3g　细　辛 3g　银柴胡 12g
乌　梅 15g　羌　活 10g　地　龙 10g　乌　蛇 30g
生甘草 15g　白蒺藜 15g　陈　皮 10g　徐长卿 15g
白鲜皮 30g　白　芷 15g　大　枣 3 枚

［用法］3 剂，水煎服，每日 3 次。

服药后，在西安游玩 3 日期间，清涕戛然而止，胸闷气短消失，脚踝消肿，荨麻疹亦减轻。患者直叹神奇，小小 3 剂药，竟能去数十年顽疾。效不更方，续服 12 剂，诸症消失。

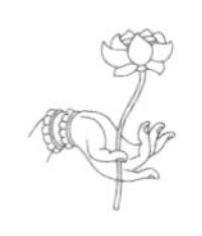

鼻炎咳嗽

【病案 15】黄某，女，40 岁。有过敏性鼻炎，最近 1 周因感冒加重，头痛，鼻塞流涕，咳嗽痰多，质稠。饮食不多，二便基本正常。寸关浮滑，舌质淡白，西医用药 1 周症状无改善，特转中医治疗。辨证为风寒袭肺，郁久化热，肺气不宣。

处　方

［组成］炙麻黄 10g　桂　枝 10g　杏　仁 12g　桔　梗 10g
青风藤 12g　海风藤 12g　穿山龙 30g　黄　芩 30g
鱼腥草 30g　金荞麦 30g　炒地龙 10g　辛夷花 6g

白　芷 15g　鹅不食草 15g　清半夏 15g
生　姜 6g　生甘草 15g　云茯苓 15g

［用法］5 剂。水煎服，每日 3 次。

1 周后，诸症消失。痊愈。

按：宣肺理气麻黄汤，痰多质稠肺偏热用黄芩、鱼腥草、金荞麦清热化痰，消炎通窍用藤药（此乃张效科老师独门经验），抗过敏畅鼻窍用炒地龙、辛夷花、白芷、鹅不食草，苓桂姜甘夏行气化痰。整个方子，以中为主，兼参西理，故收效较速。

程奕斐按：患者既往有过敏性鼻炎史，主诉因感冒后症状加重。症见头痛、咳嗽痰多，此为风寒袭肺，致肺气宣降失和而咳。《素问·金匮真言论》有："肺开窍于鼻，藏精于肺"，《灵枢·脉度篇》又指出："肺气通于鼻，肺和则鼻能知香臭矣"故肺气不宣则鼻窍不通，难辨香臭。痰质稠乃风寒不解入里化热之象。

今用麻黄汤宣肺止咳，因表证不显故麻黄炙用，减其辛散发汗之力，取其宣肺止咳之效。青风藤、海风藤本为治疗风寒湿痹常用药，但根据陕西名医张效科经验此类药有搜剔驱风之良效。穿山龙是朱良春老中医治疗咳喘经验用药。三药合用驱风止咳之效倍增。黄芩、鱼腥草、金荞麦号称清肺热之"三板斧"，王老经验对于肺热咳喘此三药常合桔梗甘草汤，其清肺止咳利咽之效更显！地龙、辛夷、白芷活络、散寒、通鼻窍。鹅不食草气味强烈，嗅其气，即作喷嚏，独具祛风通窍、解毒消肿之功，对于轻证鼻炎常单味研末纳鼻中即可取效，实为鼻炎一良药。半夏、茯苓、生姜辛散淡渗以消饮除痰。全方辨证用方合专病用药共为良方实是老师临床一大特点！

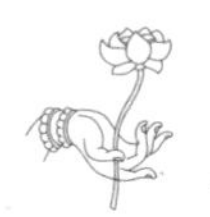

牙痛耳鸣

【病案 16】薛某，女，78 岁。复诊患者。一进门就跟我说，你那几剂中药还真灵，吃完牙就不痛了，耳朵也不响了。今天主要找你再看尿频。

这是前两天看的一个患者，当时进门就捂着腮帮子，说王大夫牙痛的实在受不了，针都打了 1 周了，下火药也吃了一大堆了，除了拉了几次稀粪，还是照样痛，你给开几剂中药试试吧。我说好吧。此人清矍精神，面略黑，舌质微红，苔薄白，脉右略沉弱、左弦滑，饮食一般，大便不干，口略干，心烦，耳鸣，有高血压病。辨证肝阴不足，虚火上亢，右脉沉弱为吃苦寒药伤气所为。

玉女煎加减

［组成］麦　冬 30g　生地黄 30g　生石膏 50g　知　母 15g
怀牛膝 30g　玄　参 30g　白　芍 30g
细　辛 15g　生甘草 10g

［用法］3 剂。水煎服，每日 3 次。

药到病除。

按：此类病临床上很常见，偏热的我一般都是用玉女煎加减，效如桴鼓。这里有个关键药少不了的，告诉大家，一定要注意，这就是细辛。这个药属辛温，在大队的甘寒药中具有反佐性质，同时也有温肾作用。为什么这样说呢？因为在多年的临床实践中证明，在治疗偏虚寒牙痛时，用八味地黄丸加入引火归元的肉桂就能起到速效，去之则不效。同理加细辛一样，所以说细辛也有温肾引火归元的作用。这只是我个人的观点。其实也可以把它理解为一个治疗牙痛的专药。西医药理研究也证明其有麻醉镇痛作用。玉女煎加减治牙痛很好使，有时可以当一个专方用。阳明火盛更好用。

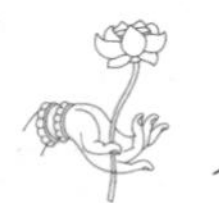

牙齿痛

【病案 17】贾某，女，45 岁。因喝酒吃麻辣食品引起牙痛不止，同时兼有咽喉肿痛，吃消炎西药和中医祛火中成药缓解不了，疼痛难忍，打电话给我，要求开几副中药治一治。

处　方

［组成］生石膏 60g　麦　冬 30g　熟地黄 30g　知　母 10g
怀牛膝 10g　木蝴蝶 6g　细　辛 6g
川　椒 3g　生甘草 30g

［用法］3 剂。水煎服，每日 3 次。

1 剂后痛缓，3 剂后痛止。

按：这是典型的胃火郁热引起的牙痛，玉女煎证。玉女煎清热散火，细辛、川椒止痛，木蝴蝶、生甘草利咽解毒。标本兼治，故收效快捷。

玉女煎临床常用于治疗牙龈炎、糖尿病、急性口腔炎等胃热阴虚者，亦治消渴，消谷善饥等。

本证多由阳明气火有余，胃热耗伤阴精所致，治疗以清胃热，滋肾阴为主。阳明之脉上行头面，入上齿中，阳明气火有余，胃热循经上攻，则见头痛牙痛；热伤胃经血络，则牙龈出血；热耗少阴阴精，故见烦热干渴；舌红苔黄且干，为阴亏症状。

方中石膏辛甘大寒，清胃火，故为君药。熟地黄甘而微温，以滋肾水之不足，故为臣药。君臣相伍，清火壮水，虚实兼顾。知母苦寒质润、滋清兼备，一助石膏清胃热而止烦渴，一助熟地黄滋养肾阴；麦冬微苦甘寒，助熟地黄滋肾，而润胃燥，且可清心除烦，二者共为佐药。牛膝导热引血下行，且补肝肾，为佐使药，以降上炎之火，止上溢之血。

该方的配伍特点是清热与滋阴共进，虚实兼治，以治实为主，使胃热得清，肾水得补，则诸症可愈。

本方用于胃热阴虚证，临床应用以头痛，牙痛，齿松牙衄，烦热干渴，舌红苔黄而干为辨证要点。

加减化裁：火盛者，可加山栀子、地骨皮以清热泻火；血分热盛，齿衄出血量多者，去熟地黄，加生地黄、玄参以增强清热凉血之功。

禁忌：大便溏泄，脾胃阳虚者不宜使用。

该方与清胃散同治胃热牙痛。但清胃散重在清胃火，以黄连为君，属苦寒之剂，直折胃腑之热，配伍升麻，意在升散解毒，兼用生地黄、牡丹皮等凉血散瘀之品，功能清胃凉血，主治胃火炽盛的牙痛、牙宣等症；而本方以清胃热为主，而兼滋肾阴，故用石膏为君，配伍熟地黄、知母、麦冬等滋阴之品，属清润之剂，功能清胃火、滋肾阴，主治胃火旺而肾水不足的牙痛及牙宣诸症。

《成方便读》："人之真阴充足，水火均平，决不致有火盛之病。若肺肾真阴不足，不能濡润于胃，胃汁干枯，一受火邪，则燎原之势而为似白虎之证矣；方中熟地黄、牛膝以滋肾水，麦冬以保肺金，知母上益肺阴，下滋肾水，能治阳明独胜之火，石膏甘寒质重，独入阳明，清胃中有余之热。虽然，理虽如此，而其中熟地黄一味，若胃火炽盛者，尤宜斟酌用之，即虚火之证，亦宜改用生地黄为是，在用方者神而明之，变而通之可也。"

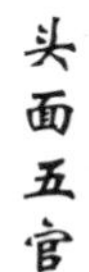

《景岳全书》："水亏火盛，六脉浮洪滑大；少阴不足，阳明有余，烦热干渴，头痛牙疼，失血等证如神。"

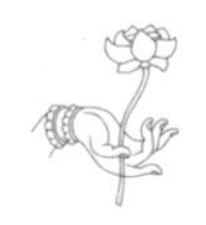

腮部肿大

【病案 18】杨某，男，15 岁。右侧颈腮部 1 周前突然发起一鸽子蛋大小肿块，不红，硬结疼痛。西医要求手术，家长不同意，寻求中医治疗。此人胖壮，满脸痤疮，脉弦滑数有力，舌淡苔白。饮食二便基本正常，辨证为少阳郁热，痰火热结。

阳和汤合五味消毒饮与消瘰丸加减

［组成］鹿角胶 10g　熟地黄 30g　白芥子 30g　干　姜 10g
生麻黄 10g　蒲公英 45g　生甘草 30g　海　藻 30g
野菊花 15g　连　翘 15g　地　丁 15g　蚤　休 20g
玄　参 30g　生牡蛎 30g　浙贝母 30g
金银花 30g　露蜂房 10g

［用法］7 剂。水煎服，每日 3 次。

1 周后，复诊，肿块变软缩小。效不更方，上方加夏枯草 30g，继续服 7 剂，后痊愈。

按：临床上对于急症，实证，身体良好者要用重剂，大方复进才能解决问题，不可拖泥带水，用药轻描淡写，否则就会战机稍纵，酿成大祸。后人治之要三思。

体表局部的肿块，一般都属于"痰核""瘰疬"的范畴。《慎斋遗书》中曰："痰核，即瘰疬也，少阳经郁火所结。"此例患者，肿块部位又位于颈腮处，人体侧面，为少阳经所过之处，结合其形体胖壮，痤疮与舌脉等，判断为少阳郁热。阳和汤本是治疗阴疽流注的方剂，王师常用其作为消肿散结之专方，且重用白芥子达 30g，疏解寒凝，透达经络，消肿散结，能搜剔皮里膜外之痰瘀。对于这种身体壮盛，实象较为明显的患者，合消瘰丸、五味消毒饮，与露蜂房，海藻，蚤休，连翘等大队清热解毒消肿散结之品，使用重剂，集中优势兵力，直达病所，谨遵内经"实则泻之"之旨。阳和汤其性虽为辛温，合用大队清热药物中则其热性不显而散结之力犹在，寒温并用，各趋其所。（学生胡洋解读）

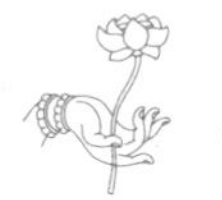

口干舌裂

【病案19】张某，女，62岁。口干渴，舌裂纹，偶有出血疼痛。在某中医院专家处诊治半年，无效，求诊我处。此人略黑，偏瘦，自诉口干渴，饮食一般，大便略干，舌微红嫩，舌上裂纹多条，个别有渗血，疼痛，眼略干涩，眠差，脉右沉弱无力，左弦细略滑。辨证胃阴虚馁，气阴不足，津不上承。

益胃汤合生脉饮加减

［组成］西洋参15g　白扁豆15g　怀山药30g　玉　竹18g
茯　神10g　枸　杞30g　五味子15g　苍　术10g
生蒲黄30g　麦　冬30g　百　合25g
生甘草25g　大枣（切）6枚

［用法］3剂。水煎服，每日3次。

3日后复诊，口干好转，舌裂纹基本愈合，大便不干，睡眠好转有改善。效不更方，续服5剂，诸症消失，久治不愈之口干舌裂痊愈。

按：此病辨证不难，结合脉证断为胃气阴两虚，一般都会想到甘寒育阴，用沙参益胃汤之类润之，于法不错。但我诊之右脉沉弱不细应为胃气虚，舌红津涸为阴虚，除了用益胃汤育阴外，还应健脾，扁豆、山药、苍术、甘草、大枣，尤为关键的是用苍术一药，在阴不足的情况，能不能、敢不敢用，确实考验人。我过去治此证，从不用辛燥之苍术，往往久治不效。后学习四川老中医治血分湿温病，舌红无苔加苍术，一剂津回，真乃惊讶。将其移治杂病亦收速效。由此可见，理论是一说，关键还要靠实践证明。苍术具有健脾生津之效，不虚传也。另一用药，蒲黄，活血止血，乃我治疗口腔疾病常用专药，其他案中有解释，故不再赘言。

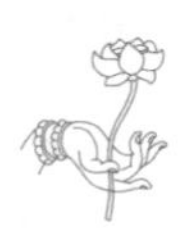

口腔溃疡

【病案20】刘某，男，70岁，河北保定人。人胖面略暗，患有高血压冠心病（已安装支架）和糖尿病，脉弦滑，舌淡胖苔白略腻，上楼略喘，饮食二便基本正常。但是这些天口腔溃疡严重，上腭及舌边有溃疡，疼痛不能进食，老人很痛苦，要求先治疗此症。此乃肾精不足，虚火上炎兼有湿热。

封髓潜阳丹加减

［组成］制附子6g　黄　柏15g　胡黄连10g　砂　仁15g
肉　桂6g　制龟甲15g　生甘草10g
苍　术10g　生地榆30g

［用法］10剂。水煎服，每日3次。

10剂药后，诸症消失，口腔溃疡愈合。

程奕斐按：口腔溃疡中医称之为“口疮”或“口糜”。此症病机在《杂病源流犀烛》中论述较为详尽。其曰：“脏腑积热则口糜，口糜者，口疮糜烂也。心热亦口糜，疮口色红；肺热亦口糜，疮口色白；膀胱移热于小肠，亦口糜；心脾有热亦口糜；三焦火盛亦口糜；中焦气虚，虚火上泛，亦口糜；阴虚火旺，亦口糜。”由此可见本病多责之于脏腑热毒上攻，或气虚或阴虚致虚火上浮；或脾胃虚弱，运化失常致痰湿郁滞中焦，郁久化热，其热上蒸于口舌所致。

本案患者体胖面暗，苔白略腻，脉象弦滑，当为痰湿体质无疑。上楼喘促则为年高肾气亏损心气不足之症。患者又有高血压、糖尿病史，然而急则治标，结合既往病史综合分析此口疮当是肾阴不足、虚阳上越，又因痰湿内滞使中焦斡旋失常而火不敛藏所致。故取潜阳封髓丹为治，本方功在滋肾阴、敛浮阳而能导龙入海，方中黄柏、龟甲坚肾阴、滋阴精，附子、肉桂温阳引火归元，佐以甘草补中，生用且有清热解毒之功。然而余以为此方妙在砂仁一味，其乃中药灵动之品，因其味辛能芳化湿浊，畅宣中宫阴邪，又能纳气归肾，故用在此处能上下兼顾甚是巧妙！又加黄连、苍术二味意在清热燥湿；生地榆乃是针对口疮专药而设,《本经》云其："镇痛，除恶肉，疗金疮。"王师在此用之纯为经验用药，取其托毒生肌之用，不可不知。口疮一证临床常见，但切不可一味清热而入俗套，需知万病自有病机当辨证论治处之！

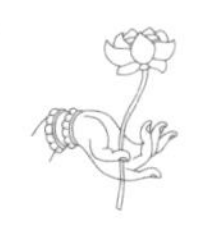

口吐清水

【病案21】任某，女，42岁，甘肃省天水人。2010年1月21日初诊。主证：平均每5分钟就要吐一大口清水，非痰也。兼腰痛。舌淡苔薄白，脉关部浮滑，寸尺沉弱。二便正常，月经偏少，余无恙。在甘肃多处就医无效，专赴西安来我处就诊。脾主涎。辨证为脾虚胃寒，寒饮上逆，兼有肾虚。

附子理中汤合二陈汤与二仙汤

［组成］制附子15g　干　姜30g　苍　术25g　白　术25g
茯　苓30g　陈　皮15g　生半夏（先煎）25g
太子参30g　甘　草20g　淫羊藿30g
仙　茅10g　巴戟天15g　杜　仲15g
砂　仁10g　焦山楂6g　焦神曲6g
焦麦芽6g

［用法］3剂。水煎服，每日3次。

1月25日二诊时，口水减少，呕吐轻，腰痛痊愈。余证无变化。

五苓散加减

［组成］茯　苓 30g　猪　苓 15g　生半夏（先煎）25g
肉　桂 15g　白　术 45g　泽　泻 45g
陈　皮 15g　太子参 30g　制附子 10g
炙甘草 10g　干　姜 25g　砂　仁 10g
焦山楂、焦神曲、焦麦芽各 15g

［用法］5 剂。水煎服，每日 3 次。

三诊时，口水正常，痊愈。用成药附子理中丸善后。

按：《伤寒论》396 条："大病瘥后，喜唾，久不了了，胸上有寒，当以丸药温之，宜理中丸。"

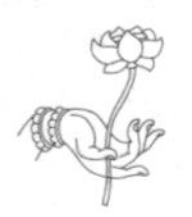

吞咽无力

【病案 22】郇某，女，43 岁，甘肃人。2015 年 5 月 26 日初诊。胸腺瘤手术后，导致肌无力，尤其明显的是无吞咽感觉，吃东西困难，全身乏力。转诊北京、上海等各大医院治疗无效，经人介绍特来西安求诊中医。刻诊：人白皙偏瘦，神情默默，两眼一副无望求助之情态。脉象浮濡，舌淡苔薄白。饮食困难，大小便较少，吃其他老中医的中药腹泻不止，一停药就好。中医辨证为气虚无力，中气不足。治宜补中益气，峻补后天之本。

补中益气汤加减

［组成］生黄芪 150g　太子参 30g　茯　苓 30g　苍　术 30g
生甘草 30g　升　麻 6g　柴　胡 6g　陈　皮 10g

生麻黄 15g　干　姜 30g　赤石脂 50g　枳　实 30g
桂　枝 30g　葛　根 15g　细　辛 3g
大　枣 10g

［用法］30 剂。水煎服，每日 3 次。

1 个月后，二诊：无变化。上方生麻黄加至 20g，细辛 6g 继续服 30 副。

三诊：仍无大变化。上方生麻黄加至 25g，守方不变，继续坚持服。至九月中旬吞咽有感觉了，但是吃东西还是有困难，嘱坚持服药不停。

2015 年 10 月 20 日，四诊：吞咽好转，基本正常，人也有力气了，患者大喜。嘱再坚持服药 1 个月巩固疗效。

处　方

［组成］生黄芪 200g　太子参 30g　茯　苓 30g　苍　术 30g
生甘草 30g　升　麻 6g　柴　胡 6g　陈　皮 10g
生麻黄 25g　干　姜 30g　赤石脂 50g　枳　实 30g
桂　枝 30g　葛　根 15g　细　辛 3g
淫羊藿 15g　砂　仁 10g　大　枣 10g。

［用法］30 剂。水煎服，每日 3 次。

按：此病诊断起来不复杂，西医称肌无力症，中医称痿证。西医无特效疗法，中医一般从气虚入手治疗，效方为补中益气汤。但是临床效果不理想，我认为原因有两条：药量不够，时间不足。药量不够，杯水车薪，无济于事；时间不足，量变达不到质变，无功而返。所以后人治痿要三思。

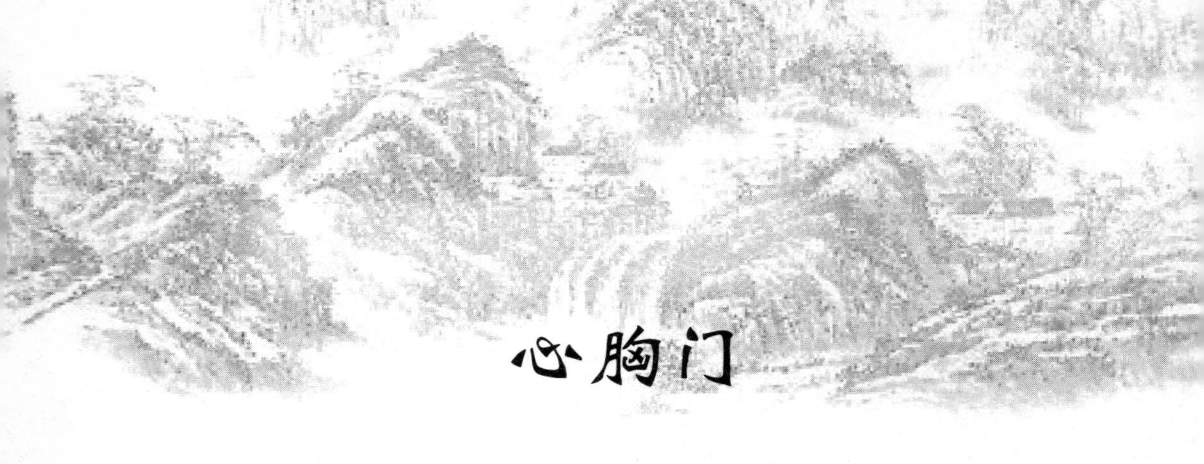

心胸门

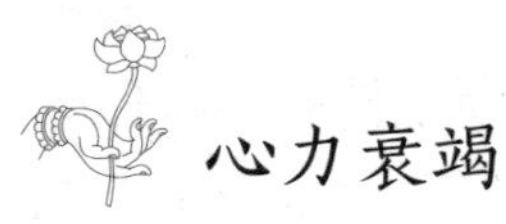

心力衰竭

【病案23】蔡某，女，80岁。因心力衰竭住院，胸闷气短，不能平躺，阵咳不已，有痰，下肢不浮肿，血压90/60mmHg，食少，脉沉弱无力微数，舌淡苔白。辨证为心肺阳衰，真气不足。

处　方

[组成] 生黄芪60g　红景天30g　羊红膻30g
高丽参30g　丹　参30g　枳　实30g
葶苈子30g　桂　枝30g　生甘草30g
大枣（切）6枚

[用法] 3剂。水煎服，每日4次。

3日后，情况好转。已经不咳，能平躺下。时有心慌气短不宁，乏力，血压已经恢复为145/85mmHg，吃饭尚可。1周后出院，续服。

处　方

［组成］生黄芪 90g　红景天 30g　羊红膻 30g　高丽参 15g
丹　参 30g　枳　实 30g　桂　枝 30g　生甘草 30g
山茱萸 60g　陈　皮 10g　大枣（切）6 枚
龙眼肉 30g　生龙骨、生牡蛎各 30g

［用法］15 剂。水煎服，每日 4 次。

心力衰竭已纠正，身体基本恢复平稳。

【病案 24】高某，女，76 岁。3 月 14 日初诊，心力衰竭，面目浮肿，胸闷气短，气喘咳嗽，双脚肿大，不能上楼行走。做过心脏搭桥手术，有高血压病史，脑梗死心梗病史。此人咳嗽，气喘有痰，小便不利，大便较干，两三天 1 行。脉象左弦滑、右浮濡，舌淡苔薄白。辨证为心阳气虚，痰瘀阻滞。治宜强心利水，活血通瘀。

葶苈大枣泻肺汤合苓桂术甘汤加减

［组成］生黄芪 45g　丹　参 30g　葶苈子 20g　枳　实 20g
桃　仁 10g　杏　仁 10g　柏子仁 25g　茯　苓 30g
生白术 30g　车前子 20g　怀牛膝 10g　陈　皮 10g
夏天无 15g　肉　桂 10g　红景天 30g
羊红膻 15g　大　枣 12 枚

［用法］3 剂。水煎服，每日 3 次。

3 月 21 日，二诊：面脚浮肿已退，大便已通，人已有精神，可以上二楼就诊，气喘已平，还有微咳痰饮。效不更方，加金荞麦 30g，再服5剂。

胡洋按：心力衰竭主要表现为胸闷、气喘、水肿，不能耐受劳动，严重者动则加剧，行走数步即感憋闷气喘，还可引起肺水肿，痰涎增多，甚者咳出粉红色泡沫痰。

此患者水肿、气喘症状突出，结合舌脉显示一派阳虚水泛、气化不利、水气凌心犯肺之象，其本在心肾，其末在肺。《金匮要略》中提出两大治疗方法：“诸有水者，腰以下当肿，当利小便，腰以上肿，当发汗乃愈。”

葶苈子为降气平喘、破坚逐痰之峻药，故有“泻肺”之说，与杏仁、陈皮、枳实合用驱逐蕴结于肺的痰水，恢复娇脏的生理功能，大枣固护中州，防峻药损伤正气，苓桂术甘合车前子利中下焦之水使其从小便而去，黄芪、丹参、桃仁、牛膝、柏子仁、红景天益心气而通心脉，红景天生长于海拔较高的高寒地带，在缺氧低温的环境下显示了其生命力的顽强，现代研究表明红景天能提高心肌细胞的抗缺氧、抗缺血能力，有强心通脉的功效，水病常可致瘀，久病入络，气机不利，血流不畅，故瘀血也可致水肿，此种水肿若只采用温阳利水等方法，疗效往往不尽理想，如果化瘀得当，则水肿自消，夏天无专为降压而设。

《内经》提出水病的治宜“平治于权衡，开鬼门，洁净府”。且患者有便秘一症，但非大实大满腑实证，务必使二便通畅，给水邪以出路，生白术富含油脂，大量应用，健脾燥湿之中还能润肠通便，一举两得，温肾助阳若选用金匮肾气丸之属，未免药味繁杂，主次不分，由于安全性问题王师又很少用附子，故选用肉桂、羊红膻温肾助阳，羊红膻这味药始载于《陕北本草》，功效温补心肾阳气、活血通瘀，可以扩张冠状动脉，降低心肌耗氧量，一药两用，是一味简便廉价的民间草药，虽此二味，足可使肾阳振奋，如初生之阳，阴霾得散，水邪尽消。

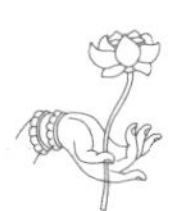

怔忡心悸

【病案 25】姚某，女，57 岁，西安某医院大夫，患怔忡心悸多年久治不愈，中西药并用疗效甚微。慕名前来要求中医治疗，此人面目清矍，舌瘦质淡红，苔薄白，脉左寸弱、右弦滑，口述：每到晚上易受惊心悸不安，白天除了受惊外（突然出现响声呼喊），一般还好。已多年，现服西药美托洛尔、维生素B_1、谷维素，也曾吃过大量归脾丸、天王补心丹、六味地黄丸，及其他中医汤药很多剂，仍然解决不了问题，甚是苦恼。饮食二便尚可，余无其他突出之症，整日忐忑不安。

我说此证易治尔。

桂枝龙牡汤合百合生地黄汤与甘麦大枣汤加减

［组成］桂　枝 15g　白　芍 25g　生龙骨 30g
生牡蛎 30g　百　合 30g　生地黄 30g
浮小麦 30g　炙甘草 30g　败龟甲 15g
黄　连 10g　玉　竹 15g　炒枣仁 30g
苦　参 10g　灵磁石 30g
大　枣 12 枚　生　姜 6 片

［用法］3 剂。水煎服。

因是初诊给 3 剂药先服以观后效。3 日后复诊，说很有效，几日来未再犯怔忡心悸，效不更方，续服 5 剂，停服其他所有药，痊愈。

按：此证乃心血不足，气阴两虚，神无附体。《伤寒论》和《金匮要略》中的桂枝龙牡等汤专治此类病，调和营卫，滋阴和阳，安神抚惊。我多年临床中治疗此类病证，屡用屡效，特别要提出的是其中的生龙骨、生牡蛎是要药，不可缺少，败龟甲更是治疗心惊肉跳的专药，非此不可，可以说是点睛之药，也是我多年秘药之一，现也供给同道

试之。其余之药皆随证加减，如炒枣仁因夜惊怔忡心悸较明显，心血不足，加之养血安神。

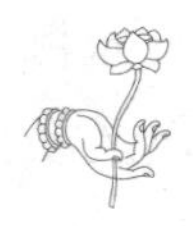

老年冠心病

【**病案 26**】王某，男，72 岁，12 月 26 日初诊。患者身材高大，偏胖，胸闷气短、头晕，有高血压，关、尺脉滑，舌淡苔白。饮食、二便基本正常。辨证为胸阳不振，痰气互结，瘀阻脉络。治宜通阳散结、祛痰宽胸、活血行气。

瓜蒌薤白半夏汤、枳实薤白桂枝汤、桂枝甘草汤、丹参饮合方加减

［组成］全瓜蒌 30g　薤　白 30g　大枣（切）3 枚
桂　枝 30g　生甘草 15g　清半夏 15g
枳　实 15g　丹　参 30g　羊红膻 30g
郁　金 12g　天　麻 25g　香　附 12g
夏天无 15g　生　姜 6 片　川牛膝 10g

［用法］7 剂。水煎服，每日 3 次。

1 月 4 日二诊，患者服药后胸闷气短、头晕较前明显好转，已无其他不适。效不更方，嘱其继续服用 7 剂。三诊时症状消失，以丸药善后。

王朝按："胸痹"之名出自张仲景的《金匮要略》，是以胸部闷痛、甚则胸痛彻背，喘息不得卧为主要表现的一种疾病，轻者感觉胸闷，呼吸欠畅，重者则有胸痛，严重者心痛彻背，背痛彻心。根据本证的

临床特点，主要与西医所指的冠状动脉粥样硬化性心脏病（心绞痛、心肌梗死）关系密切。

仲景把本病的病因病机归纳为“阳微阴弦”，即上焦阳气不足，下焦阴寒气盛，乃本虚标实之证。瓜蒌薤白半夏汤和枳实薤白桂枝汤都出自《金匮要略》，类似的方还有瓜蒌薤白白酒汤，这三方就组成了治疗胸痹的基础方。瓜蒌薤白白酒汤中，瓜蒌宽中下气、化痰，薤白偏温，温通心阳，两药合用主要针对胸阳不振、痰浊阻滞，是这三方中共有的。酒可以轻清上扬、专主上焦，有溶解、化合的作用，是很好的载体和引经报使药。若痰浊重而胸痛，则在方中加入半夏降逆化痰散结，即为瓜蒌薤白半夏汤。若加入枳实、厚朴、桂枝则为枳实薤白桂枝汤，厚朴辛苦温，行气消积、降逆除满，枳实破气消积，化痰散痞，两药合用以降气祛痰为主。桂枝温通心阳、降逆，与薤白相须为用。桂枝与甘草相配又为桂枝甘草汤，能够温通心阳、补心气。王老师临床经常把丹参、香附、郁金三药联合使用，以活血化瘀、疏肝行气，名为丹参饮。羊红膻温中散寒、强心益肾。夏天无活血通络、行气镇痛，这里主要是用来治疗高血压，止痹痛。天麻祛风治头晕，川牛膝引气血下行。生姜散寒，大枣益气养血。

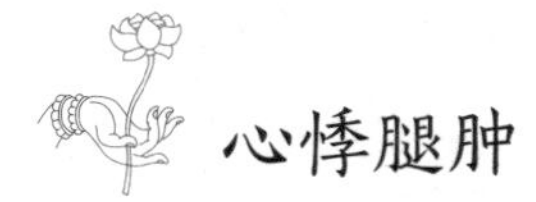

心悸腿肿

【病案 27】刘某，女，35 岁，工人。患风湿性心脏病已 15 年。西医确诊为风湿性心脏病合并心力衰竭，经治疗病情不见好转，乃请中医治疗。此患者面色晄白，精神萎靡，气短懒言，大汗出，心慌胸憋，不能平卧，行动不便，动则气促，日进食约 100g，下肢浮肿。脉细数而促（120/min），舌暗红无苔。病久气阴大伤，胸阳不振。治宜益气养阴为主，佐以通阳和血。

处方一

［组成］白晒参 30g

［用法］煎取浓液 150ml，2～3 日分多次服完。

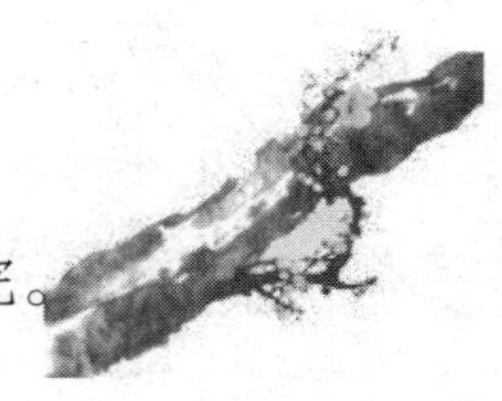

处方二

［组成］太子参 30g　麦　冬 15g　五味子 9g　生地黄 15g
生牡蛎 30g　炙甘草 15g　酸枣仁 15g　生龙骨 30g
丹　参 15g　北五加皮 9g　阿胶（烊化）10g

［用法］3 剂，水煎服。

服上方 3 剂后，心悸气短胸憋好转，心率 100/ 分，夜能平卧，唯下肢仍有浮肿。上方加车前子 15g，木通 5g。另，白晒参煎浓汤频服。续服 3 剂后，日进食 250g，已能下床活动。唯近两日，每日大便 2 次。上方减木通，加黄芪 20g，莲子肉 18g。又服 5 剂（白晒参停服），自觉症状明显好转，下肢浮肿消退，基本痊愈。

按：上述两个方剂，一为独参汤，煎剂频服，着重益气生津救脱，二为生脉散合炙甘草汤化裁，侧重益气养阴复脉。经过短时间的治疗，使病情很快好转而痊愈。

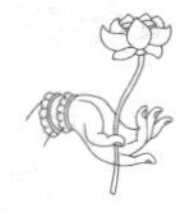

半夜心悸

【病案 28】于某，男，39 岁。近 2 个月，每日半夜，莫名心慌，甚是恐惧，过后缓解。服用维生素 B_1 和谷维素无效，求助于中医。此人体胖易困乏，双手掌发红，血脂偏高，饮食二便正常，脉弦滑有力，舌微红，苔白。中医辨证为少阳痰火，夜扰心神。

小柴胡汤和生脉散加减

［组成］柴　胡 30g　黄　芩 15g　清半夏 15g　北沙参 30g
生　姜 3g　大　枣 3 枚　甘　草 10g　麦　冬 30g
辽五味 15g　生龙齿 30g　灵磁石 30g
生龙骨、生牡蛎各 30g

［用法］5 剂。水煎服，每日 3 次。

1 周后复诊，患者高兴的报告道，2 剂药后，半夜心慌就停止了。5 剂药吃完就再也没有犯过。中药真神奇。接着要求治疗其高脂血症。

按：我一般治疗夜半诸症，不管是发热、心悸、咳嗽等，只要是定时发作的，一律用小柴胡汤加减。此案亦如是。因有心悸，故合用生脉散和龙骨牡蛎养阴定志。炒枣仁是学习老中医孙朝宗的经验，凡是半夜之症就用酸枣仁。

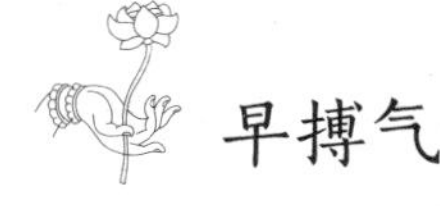

早搏气短

【病案 29】曾治一妇女，年近 50 岁，胸闷气短，烘热汗出，心烦多梦，特别是心悸一证突出，舌淡苔薄白，脉浮濡结代，三五一停。饮食二便尚可。前医以冠心病治之，用大量活血行气通瘀之药，不效，且心悸越发严重，整天惶惶不可终日，以为患了什么大病，多处求医吃药。经人介绍求治于我，告之易治，此乃更年期综合征兼心悸。

炙甘草汤合二仙汤

［组成］生黄芪 150g　生地黄 120g　桂　枝 15g
甘　草 15g　甘　松 15g　龟　甲 15g
淫羊藿 30g　仙　茅 15g　巴戟天 15g
黄　柏 12g　知　母 12g　当　归 30g

［用法］7 剂。水煎服，每日 3 次。

复诊时，心悸消除，结代脉消失。烘热汗出减少，效不更方，上方加生龙骨、生牡蛎、女贞子、墨旱莲 7 剂诸证消失。

按：此乃我学习张志远先生益气复脉汤之案。

处方：黄芪 150g　生地黄 120g　桂枝 12g　炙甘草 12g　甘松 15g。

主治期前收缩（早搏），属中医“心悸”范畴。方取炙甘草汤意。黄芪与生地黄同用，黄芪甘温，益气升阳，如雨时上升之阳气，生地黄甘寒滋阴，如将雨时四合之阴云，二药并用，阳升阴应，云行雨施，气充阴足，脉道通利，期前收缩安存矣；桂枝、甘草名桂枝甘草汤，辛甘化阳，通阳复脉；本病患者多精神紧张，思虑过度，佐甘松芳香以开郁结。现代药理研究也证实生地黄、甘松皆有调整心律的作用。诸药配伍，酌情化裁，可用于各种原因引起的心律失常，如心动过速加紫石英 30g，茯苓 18g；心动过缓加熟附子 15g，红参 9g。大剂量应用黄芪，有时可出现脉搏散乱，歇止无定，病情似有加剧之势，此乃气充阴足而脉道盈满通利之兆，无须过虑。（摘自《张志远临证七十年碎金录》）

张志远先生这首方子治疗中医的“心悸”“怔忡”疗效很好。此方来源于张仲景的炙甘草汤方，张老经过化裁，减少生地黄用量，加入黄芪，药简方效，运用临床不亚于炙甘草汤方，且好掌握，无不良反应。我在临床上治疗心悸一证过去习用炙甘草汤方，由于其中药味较多，且生地黄一味就达250g，用起来很不方便。自从学习了张志远先生的这首益气复脉汤，运用于临床屡收佳效。

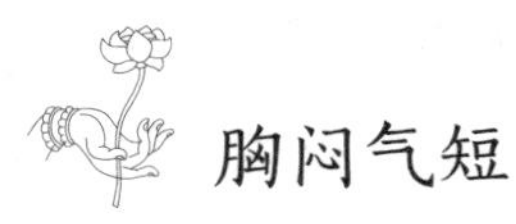

胸闷气短

【病案30】和某，女，79岁。胸闷气短，心慌心悸，高血压，乏困无力，眼干涩，纳呆，便秘。舌红苔厚，脉滑结代，三五一停。西医诊断为高血压，冠心病。中医辨证为痰瘀三焦，气机不利。治宜清热化痰，通泻三焦。

处　方

［组成］瓜　蒌45g　薤　白10g　黄　连10g　清半夏30g
代赭石30g　竹　茹30g　生大黄10g　炒莱菔子30g
火麻仁10g　枳　实15g　北沙参30g
红景天25g　银杏叶25g　麦　冬30g

［用法］7剂。水煎服，每日3次。

1周后，复诊：胸闷气短好转，心慌心跳好转，大便两天一解。舌苔转薄。脉搏已变为跳七八次一停。仍然纳差不想吃饭，眼睛干涩有眼屎。效不更方。上方加莪术15g，焦山楂、焦麦芽、焦神曲各30g。续服7剂。

三诊：胸闷气短消失，心慌心跳消失，结代脉恢复正常，可以吃东西，眼睛仍然干涩糊眼。上方加入桑叶30g，夏枯草30g。7剂吃完，诸症消失，血压平稳，后以丸药调理善后。

按：此证治疗起来并不复杂，按中医病机辨证治疗，有是证用是药，清热化痰，疏理三焦，很快见效。治疗此病一般医生易犯见症发药的错误，见到结代脉和冠心病，不分寒热虚实，易用炙甘草汤，或活血化瘀之药，甚至一见耄耋老人红参、黄芪、西洋参等一类大补药就上去了。这种不分病机，不论寒热的治法很难取得好的效果。中医治病一定要按规矩来，认真辨证，分清寒热虚实，有是证用是方，有是证用是药，针对病机治疗，才能取得好的效果。

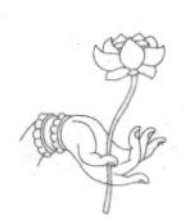

心脏二三尖瓣严重关闭不全

【病案31】杨某，男，7岁，山东菏泽人。2岁时在医院查出先天性心脏病，二三尖瓣严重关闭不全，肺气肿，肺心病。

自查出该病以来，求医无数，跑遍了北京、上海、成都等各大医院，住院治疗花费几十万元，效果不显。小孩不能活动，不敢上学，一动就喘。走几步路就心口痛，出不来气，因为这病晕过去好几次了。家人甚为恐惧，出外不得不背负其行。后听朋友介绍，王幸福老中医治病神奇，遂求治于中医。

5月16日，其祖父身背患儿，家人携其以往治疗病历，如约而至。

患儿双目无神，面色黄黑，嘴唇乌紫，动则喘甚，喉中有痰鸣音，舌质暗红，舌苔淡白、脉浮数无力。

处方

［组成］红景天15g　银杏叶15g　高丽参10g　怀山药30g
桂　枝15g　生甘草15g　蛤　蚧1只　丹　参15g
川　芎10g　玉　竹10g　枳　实10g

［用法］25剂。水煎服，每日3次。并嘱其家人，服药有所改善后，要加强锻炼，增强心肌收缩功能。

25日后，其家人来电告知，服药7日后就有了明显改善，现在可以走一小段路了，嘴唇也多少红润了，要求继续治疗。

原方加减

[组成] 红景天20g　银杏叶25g　高丽参10g　熟地黄15g
怀山药30g　桂　枝15g　生甘草15g
蛤　蚧1只　丹　参15g　川　芎10g
生黄芪30g　当　归10g

[用法] 30剂。水煎服，每日3次。

余宏伟按：2个月后，其家人再次电话联系告知，患儿已经可以自己跑着玩了，人比以前有力了，脉搏跳动也较以前有劲了，嘴唇还有些发紫，胃口最近有些不太好，但对疗效特别满意。老师听后，告知其继续服药，坚持数年就可以显著改善现状，说不定还会有奇迹出现。原方加焦山楂、焦麦芽、焦神曲各20g，30剂。3个月汤药后转为丸药治疗即可。

咳喘门

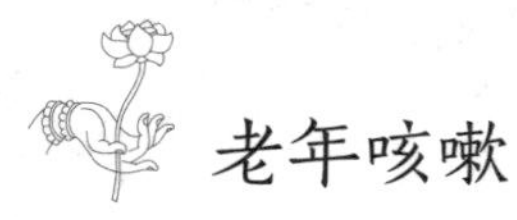

老年咳嗽

【病案 32】李某，女，78 岁。患者咳嗽痰多，经输液治疗 1 周后效果不佳，慕名前来就诊。身材偏胖，咳嗽 1 周多，痰多，口苦，脉弦滑，舌淡苔腻。辨证为外感风寒，引动内饮，郁久化热。治宜解表散寒，温肺化饮，清解郁热。

小青龙加石膏汤合“三板斧”加减

［组成］桂　枝 15g　生麻黄 10g　干　姜 10g　白　芍 15g
生甘草 10g　细　辛 6g　清半夏 30g　五味子 15g
生石膏 30g　金荞麦 30g　黄　芩 30g
鱼腥草 30g　杏　仁 10g　桔　梗 10g

［用法］3 剂。水煎服，每日 3 次。

另口服复方鲜竹沥口服液 2 盒，每次 2 支，每日 4 次。

3 剂药后诸症消失。

王朝按：小青龙汤出自《伤寒论》，能够解表散寒、温肺化饮，是治疗外感风寒，内有痰饮的常用方。麻黄配桂枝解表平喘，桂枝配白芍调和营卫，半夏降逆化痰止咳，生甘草清热解毒、和中。干姜、细辛、五味子，是温化内饮常用的基本组合。干姜归脾、肺经，以温中为主，兼以温肺。与甘草相配，即甘草干姜汤，能够温肺化饮。细辛温散水饮，亦可助麻、桂散寒。五味子酸以敛肺。

患者口苦提示寒饮已有郁久化热之势，小青龙汤虽可治外寒内饮证，然全方偏温，宜在方中加入清热化痰之品，以清解郁热。加入大寒之石膏，清肺热而定喘，即为小青龙加石膏汤。再加入金荞麦、黄芩、鱼腥草（用量在30g以上）三药来增加清热的力量兼以化痰，即王老师书中所提的清肺热“三板斧”，其清热化痰之效显著。杏仁降气止咳平喘，桔梗宣肺祛痰利咽，一升一降，是宣降肺气的常用基本组合。且桔梗、甘草，即《伤寒论》之甘草桔梗汤，亦能清热解毒，宣肺利咽。复方鲜竹沥口服液只要是针对痰多、痰稠、痰黄者，每次服用2支以增强其清热化痰的力量，病情严重者亦可每2h服用1次，直至症状缓解。

仲景有言：“病痰饮者，当以温药和之”，这不仅是治疗痰饮的重要原则，也是治疗咳嗽的重要原则。痰饮形成之根本，是由于肺脾肾阳气不足，失去调节、排泄水液的功能，水湿停聚于某一部位而无以温化所致。且痰饮为阴邪，遇寒则聚、则凝，得温则化、则行，故化饮之药必温。然而患者经输液治疗1周而不愈，反徒伤人体阳气而使痰饮加重，痰饮久久停滞不祛，郁而化热，证应属外寒内饮兼有郁热，故为小青龙加石膏汤方证。

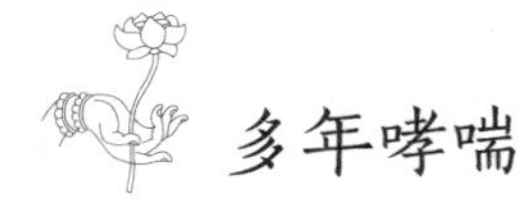

多年哮喘

【病案33】孙某，女，58岁。多年哮喘，爬楼或快走就气喘吁吁，胸闷气短，服用定喘解痉的药品，只能缓解一时，不解决根本问题，经人介绍慕名求诊。此人身高偏矮，面部略胖色暗，舌淡苔白，脉左尺明显沉弱，除哮喘外，兼有夜尿多，怕冷，时有烘热和心悸，饮食二便尚可。辨证为久病及肾，肺肾两虚。治宜温补肾气，调理天癸。

八味地黄丸合二仙汤加减

［组成］制附子6g　肉　桂10g　熟地黄45g　山茱萸30g
怀山药30g　茯　神15g　泽　泻10g　牡丹皮10g
淫羊藿30g　仙　茅10g　巴戟天15g　黄　柏10g
知　母10g　当　归10g　羊红膻30g　白　果12g
地　龙10g　蜈　蚣2条
蛤　蚧（不去头尾）1对

［用法］10剂。水煎服，每日3次。

5日后反馈，说吃药后效果很明显，现在即使爬坡都不喘了，人也精神了，面色也红润了。效不更方，继续吃完余药，将上方加工成蜜丸，坚持三个月。

徐飞按：此病患咳喘多年，除肺疾外，以肺为肾之母，母弱子必衰，故症现舌淡苔白，左尺沉弱之象，此肾阴不足也，肾阴不足故有烘热虚阳上亢之症，又肾阴不得上交于心，心阴不润故惊悸易生。阴虚久必及阳，则又有夜尿多，怕冷之症。如此肾阴阳俱虚，不得纳气，无怪乎哮喘久治不愈也。治则培补阴阳，纳气平喘。以八味地黄丸合二仙汤大补真阴，温补肾阳。此为经典大法，用之无疑，且二仙汤亦有激素样作用，调治更年期之烘热，心悸实为不二之选，此中西合参，实为创新。又肾虚得顾，复以白果、蛤蚧之类纳气平喘，则喘尤易平。最妙莫过羊红膻温肾助阳，宁心安神，止咳消痰，一物三用于此症也。或问何以加入地龙，蜈蚣之类平肝解痉之品。此乃肾阴久亏，肝木必燥，肝性又急，必引发龙雷之火，上腾反克于肺，故龙雷之火时时冲击于肺，此咳喘之频作气管之痉挛由生也。肝主筋，痉属肝，故以平肝解痉之品治之。试看小青龙汤止咳亦用芍药平肝止痉之品以调治，今以虫类搜剔之品代之，则解痉之力尤大也。如此再引出当归，此物润肝血止咳，养心血定悸，用之此症不又甚为合拍。故诸方配合，实为高妙，其中至理，细辨自明。理论精准，方效自宏也。

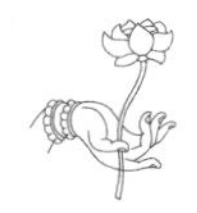

哮喘气憋

【病案 34】李某，女，48 岁。人白胖，中等身高，最近一段时间走路上楼发喘，胸闷气憋，微咳，有慢性支气管炎病史，饮食二便，月经基本正常，脉象沉滑兼濡，舌淡苔白。中医辨证为久病及肾，阴阳两虚。宜标本兼治，宣肺补肾。

处 方

［组成］炙麻黄 12g　杏　仁 12g　生薏苡仁 30g
枇杷叶 15g　红参片 10g　蛤　蚧 1 对
紫石英 30g　怀牛膝 10g　羊红膻 20g
沉　香 5g　当　归 15g　熟地黄 30g

［用法］7 剂。水煎服，每日 3 次。

1 周后闷憋减轻，哮喘稍好。效不更方，续服 7 剂，哮喘气憋消失。以丸药善后，嘱服 3 个月。

胡洋按：喘症初发多责之于肺，日久则责之于肾。平喘降气之功，首选麻黄杏仁甘草石膏汤，原方主治表邪不解，身热咳喘，“身热不解，咳逆气急鼻煽”，麻黄宣肺平喘，杏仁降气止咳，可作为平喘专方来用，因该患者形体白胖，脉象沉滑兼带濡象，痰湿体质可知。故取麻黄杏仁甘草石膏汤的变法，因无热象，不用石膏，杏仁与枇杷叶合用，降气止咳之功卓著，加薏苡仁并重用之，薏苡仁利湿排脓祛痰，其祛痰之功王师在《医灯续传》一书中曾详细介绍过，此不再赘述。

然久病之喘其本在肾，该患者既往多年支气管炎病史，一派肾不纳气、肾阳虚惫之象，故用熟地黄补肾填精，使肾气气化有源，羊红膻温补肾阳，且有温肺止咳之效，“治下焦如权”，非重镇下行之品不可，紫石英重镇气之上逆，牛膝引血下行，红参，蛤蚧，沉香纳气平喘，当归一味，《神农本草经》言“当归下气，止咳逆”，即苏子降气汤中用当归之意。是方纯用温补，以纳气平喘立法，不用寒凉，与病机丝丝入扣，故有桴鼓之效。

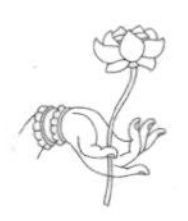

肺癌气喘

【病案 35】闫某，女，75 岁。医院确诊为肺癌晚期，失去手术机会，寻求中医治疗。此人面清矍有神，食少，头晕，微咳，身无力，站立不稳，动则微喘，二便尚可。脉沉弱无力，舌淡苔白腻。辨证为气血两虚，痰湿瘀肺。治宜补益气血，扶正祛邪。

处　方

［组成］生黄芪 45g　红景天 30g　绞股蓝 30g
红参片 30g　生薏苡仁 60g　生麻黄 10g
杏　仁 10g　生甘草 15g　生半夏 15g
厚　朴 15g　通　草 6g　滑　石 20g
陈　皮 10g　白豆蔻 30g　山慈菇 25g
白芥子 15g　干　姜 10g
焦山楂、焦麦芽、焦神曲各 15g

［用法］15 剂。水煎服，每日 3 次。

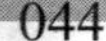

半月后，复诊整体状况好转，舌苔仍白。上方加茯苓皮30g，草果10g，藿香15g，佩兰10g，续服15剂。

1个月后，驱车千里面诊，精神抖擞，神情奕奕，满面笑容。已不咳、不喘，可以步行。要求继续治疗。坚守治疗大法，扶正祛邪。

处 方

［组成］生黄芪45g　红景天30g　绞股蓝30g　红参片30g
生薏苡仁60g　白　英30g　泽　漆30g　生甘草15g
生半夏15g　陈　皮10g　山慈菇25g　白芥子15g
干　姜10g　焦山楂、焦麦芽、焦神曲各15g
东阿阿胶（烊化）20g

［用法］30剂。水煎服，每日3次。

徐飞按：此例肺癌患者已至晚期，因年事已高又有面清矍，食少，无力，动则喘，脉沉弱之症，故知此为正气大虚之候，幸其尚有精神乃可调治。病患之舌苔白腻，乃久病气虚，津液运化无力聚而生化痰湿，故现痰湿瘀肺，虚中夹实之症。则处方以补气化痰，止咳平喘为要。方中参芪皆有补气扶正之功，尤妙于添入绞股蓝与红景天二味既可补气又有镇咳之功，此一箭双雕之法。再论化痰湿平咳喘，则以三仁汤加入陈皮，白芥，麻黄，山慈菇以宣化气机，清理痰湿，其中薏仁有清肺排脓消痰之功故当重用。因患者食少，故以干姜，焦山楂、焦麦芽、焦神曲之类健其胃气。二诊之时舌苔仍白，故添入茯苓皮，草果，藿香，佩兰之味以加强化浊之功。待至三诊患者果焕然一新。三诊既咳喘标症已去，则以扶正抗癌为纲，故弱其诸般止咳平喘之品，加入白英、泽漆之抗癌专药。又以血肉有情之阿胶复其阴血。则气血得壮，癌魔可抗矣。

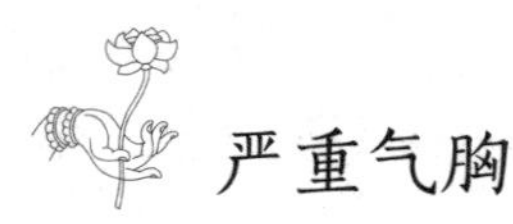

严重气胸

【病案 36】罗某，男，71 岁。肺气肿引起胸闷气短，咳嗽哮喘住院两个多月，越住越重，发展到卧床不起，胸闷气憋，心悸怔忡，咳嗽气喘，患者甚是烦恼，认为活不成了。后经人介绍，要求中医治疗。此人骨瘦如柴，卧床吊瓶，动则气喘，微咳有痰，身上挂着排气瓶，饮食不多，二便较少，精神不佳。脉象浮大无力，舌淡苔白。辨证为气虚阴亏，阴阳欲离决。

四君子汤合生脉饮加减

［组成］生黄芪 150g　红景天 30g　高丽参 20g
茯　神 15g　白　术 15g　甘　草 15g
羊红膻 30g　麦　冬 30g　五味子 15g
山茱萸 30g　生龙骨、生牡蛎各 30g
蛤　蚧 1 对　香附子 10g　陈　皮 10g
枳　实 15g　丹　参 15g　生　姜 6 片
大　枣 3 枚

［用法］3 剂。水煎服，每日 3 次。

二诊：诸症减轻，效不更方，续服 3 剂。

三诊：气胸减轻，已有精神，不咳不喘，但是动则汗出厉害，上方山茱萸增加到 120g，续服 3 剂后，汗止。

按：此案长期肺气肿造成气虚无力，又经大量输液伤阳气，以致疲乏无力，气胸喘吁，故要峻补其气，用大量生黄芪和四君子汤高丽参、茯神、白术、甘草；骨瘦如柴，大肉消尽，久病及肾阴亏严重，故用麦冬、五味子、山茱萸、生龙骨、生牡蛎、蛤蚧一对滋阴补肾定喘；胸闷气短，心悸怔忡，用红景天、羊红膻、高丽参、枳实强心补阳；丹参、香附子、陈皮、生姜活血行气，全方认证准确，标本兼治，药量充足，故收效较速。

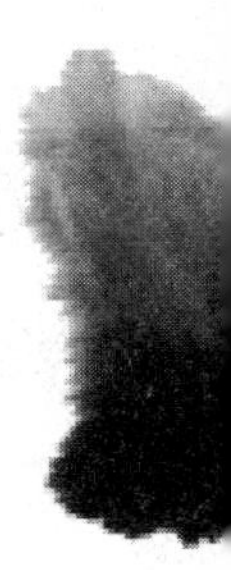

脾胃门

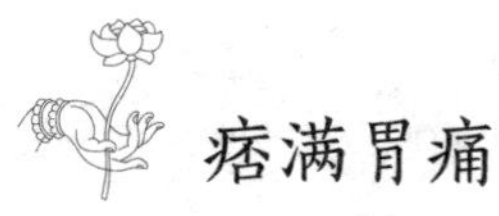

痞满胃痛

【病案37】崔某，男，56岁，2006年4月25日就诊。胃脘疼痛已有10余年，形体消瘦，胃脘痞满不舒，时时嗳气干呕，食后胃脘疼痛。先后2次胃镜检查显示，慢性萎缩性胃炎。经常服用中、西药物，病情时轻时重，迁延不愈。诊时胃脘部灼热隐痛，嘈杂干呕，不思饮食，食后胃脘痞满胀痛，口燥咽干，体倦乏力，舌质红苔少，脉细数无力。辨证为胃阴不足，胃体失濡。治宜甘寒养阴，和中益胃。

一贯煎加减

［组成］北沙参30g　生地黄15g　麦　冬12g
枸杞子15g　太子参15g　焦山楂30g
乌梅肉15g　鸡内金12g　广木香6g
白　芍30g　甘　草3g

［用法］3剂。水煎服，每日早、晚各1次。

服药3剂后，胃脘疼痛大减，但仍纳谷不馨。上方加焦麦芽15g，神曲12g。续服6剂，以上诸症均减。又在原方基础上略作加减，连服30剂，胃脘疼痛消失，饮食正常。随访1年，未见复发。

按：胃为阳土，喜润而恶燥。胃痛日久，郁热伤阴，胃体失濡。脉络拘急而胃痛隐隐，阴虚津少，无以上承，故口干嘈杂等。根据“酸甘化阴”之理，取太子参、生地黄、枸杞子、白芍、山楂、乌梅、甘草之酸甘以化阴，助沙参、麦冬滋阴生津之力，鸡内金补胃体固后天，广木香理气以防酸甘之滞，助生生之机。以上诸药合用，益胃阴，养胃体，故对胃阴亏虚之证，取效甚速。

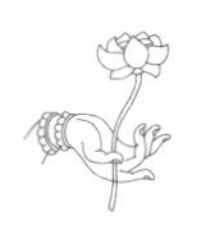

呃逆频繁

【病案38】田某，男，50岁，退休职工。2005年10月5日初诊。患者频繁呃逆反复发作1年余，屡治无效，邀余诊治。症见呃声频作，精神萎靡不振，头昏耳鸣，失眠多梦，腰膝酸软无力，舌淡苔白，脉沉无力。证属肝肾亏损，胃气上逆。治宜温补肝肾，降逆止呃。

肾气丸加减

［组成］干地黄30g　淮山药30g　补骨脂30g　枸杞子30g
菟丝子30g　山茱萸15g　茯　苓15g　杏　仁15g
柿　蒂15g　肉　桂10g　附子（炮）10g
泽　泻10g　牡丹皮10g　赤石脂30g
炙甘草6g

［用法］3剂。水煎服，每日3次。

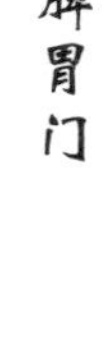

3剂后，呃逆停止。原方去杏仁、赤石脂、柿蒂，加怀牛膝、续断各15g，续服3剂，诸症大减。以丸药调理善后。随访，未见复发。

按：本例持续性频繁呃逆1年余，乃是肝肾亏损，肾气虚衰，摄纳无权，气机升降失常所致。故以肾气丸温养肾气，方中干地黄、山茱萸、山药、菟丝子、补骨脂、枸杞子滋补肝肾，以填补真阴；肉桂、附子阴中求阳以生肾气；杏仁、赤石脂、柿蒂降逆止呃，重镇摄纳。是方滋肾精，温肾阳，于阴中求阳，摄纳降逆。药证合拍，故呃逆止。

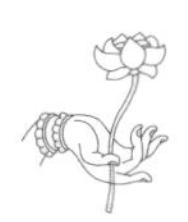

呃逆半年

【病案39】鲁某，女，26岁。呃逆频作半年有余，多方就医，久治不愈。此人稍胖，面略黄，自述胃胀痛五六年了，打呃，干呕，反酸，西医胃镜检查糜烂性胃炎，大小便正常，察舌胖大微红，两边有齿痕，苔薄白，脉滑软。辨证为脾胃湿热，兼气虚。

旋覆代赭汤合半夏泻心汤加减

［组成］旋覆花25g　代赭石30g　黄　连12g　黄　芩15g
蒲公英45g　生地榆30g　干　姜12g　煅瓦楞30g
海螵蛸30g　厚　朴18g　枳　壳12g　柴　胡12g
威灵仙12g　姜半夏30g　党　参30g　刘寄奴12g
生蒲黄15g　大黄炭10g　生　姜6片
生甘草12g

［用法］5剂。水煎服，每日3次。

1周后复诊，呃逆、干呕已止，胃亦不胀痛，转方半夏泻心汤加蒲公英、地榆、生蒲黄，14剂，诸证消失。

按：此案患者主诉打呃胃胀，要求先治此证，我出旋覆代赭汤加减一诊即平，实为对证治之，并无灵药，前医治之多时之所以不效，关键是只识病不识证，一见打嗝不分寒热虚实，就用丁香柿蒂汤，此误也。

此案乃湿热兼虚，再用热药犹如火上浇油，热当寒治，反了，怎么能有效呢？

该患者除了考虑中焦湿热外，还参考了有关医生以痈治之的思路，胃黏膜糜烂，加蒲公英、地榆、蒲黄治之，故收效较快。对于湿热类胃病，我常以甘草泻心汤处之，其原因为，甘草泻心汤是治黏膜类疾病的专方，我是这样认识的，我常以此方为主，治疗口腔溃疡、胃溃疡、外阴溃疡等，一句话都是黏膜，病机相同，完全可以异病同治。临床实践检验效果还是不错的。一孔之见，可讨论之。

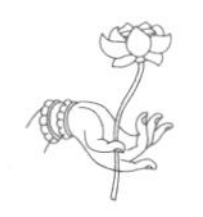

饭后饱嗝

【病案 40】王某，女，38 岁，2017 年 12 月 19 日初诊。自诉食少，饭后打饱嗝，并胃胀，不消化，口气重 3 年，服用奥美拉唑和消炎药不见效，大小便尚可。舌淡苔白，脉双关浮濡。辨证为胃虚食积，运化不利。

旋覆代赭汤加减

［组成］旋覆花（包）30g　代赭石 15g　太子参 30g
清半夏 30g　大刀豆 30g　枳　壳 15g
厚　朴 15g　生谷麦芽各 30g　炒神曲 30g
炒山楂 30g　生甘草 10g
生　姜 10 片　大　枣（切）3 枚

［用法］3 剂。水煎服，每日 3 次。

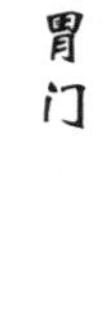

12 月 24 日，复诊：呃逆胃胀稍轻，但是身上发痒。

处 方

［组成］旋覆花（包）30g　代赭石 30g　太子参 30g
清半夏 30g　大刀豆 30g　黄　连 10g
黄　芩 10g　蒲公英 30g　连　翘 30g
枳　壳 30g　地肤子 15g　生　姜 6 片
大枣（切）3 枚　生甘草 10g

［用法］6 剂。水煎服，每日 3 次。

1 周后复诊，诸症消失。嘱香砂养胃丸善后。

王朝按：患者少量饮食，即出现打嗝、胃胀等症状，是由于胃气亏虚，脾胃运化能力减弱，食物停留胃脘久久不化所致。旋覆代赭汤出自《伤寒论》第 161 条："伤寒发汗，若吐，若下，解后，心下痞硬，噫气不除者，旋覆代赭汤主之。"此方有降逆化痰、益气和胃之功，主治胃虚痰阻证。此处的"痰"并非狭义的指肺中之痰，而是泛指一类因代谢障碍所产生的水湿痰饮。

"诸花皆升，旋覆独降"，旋覆花既可降气又可化痰。代赭石为矿石药，能够重镇和胃，以增强旋覆花的降逆作用。重用生姜以和胃降逆，与半夏合用又为小半夏汤。生姜与大枣相配，能够调和胃气。人参补脾益气，加入甘草增强其补气的作用，亦可调和诸药，防止代赭石伤及胃气。旋覆代赭汤补中降逆，以补为主。临床运用辨证的要点有二，胃胀和噫气不断，即打嗝。大刀豆温中下气止逆，枳壳破气消积，宽中下气。厚朴燥湿行气，温胃而去呕胀，消痰亦验。生谷麦芽、炒神曲、炒山楂皆为健胃消食之品。山楂擅长于消肉积，神曲擅长于消酒食陈腐之积。全方以降胃气止逆为主，辅以健胃消食、行气除胀之药，意在迅速缓解症状，消解患者胃中之积食。

二诊时，患者症状缓解，胃中积滞已祛，应进一步调理脾胃的生理功能，治疗则以补中益气，降逆止呃，化热止痒为主。继用旋覆代赭汤补中降逆，加入黄连、黄芩清解郁热，亦取半夏泻心汤“辛开苦降，寒热平调”之意，蒲公英、连翘清化余热，地肤子祛风止痒。6剂诸症皆消，后用香砂养胃丸温中和胃以巩固疗效。

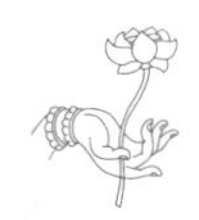

脘腹胀闷

【病案 41】权某，女，41 岁，2015 年 9 月 4 日就诊，自述肚子胀闷很长时间了，稍微吃点东西就胀，嘴中气味大，有口臭、烧心，现乏困无力。吃过很多消食清火的药，无济于事。此人脉象右沉弱无力，左软浮濡，舌淡苔薄白。中医辨证为中气虚弱，运化不及。治宜补中益气，稍佐理气。

处　方

［组成］生黄芪 45g　当　归 10g　苍　术 15g
甘　草 15g　柴　胡 10g　升　麻 10g
陈　皮 15g　厚　朴 15g　仙鹤草 45g
枳　实 10g　清半夏 15g　砂　仁 15g
白豆蔻 15g　炒谷芽 30g　炒麦芽 30g
炒神曲 15g　炒山楂 15g　香附子 10g
败酱草 30g

［用法］5 剂。水煎服，每日 3 次。

9 月 11 日复诊，脘腹已不胀了，口中无异味，没有烧心情况，诸症消失，开香砂养胃丸善后。

按：此乃虚痞，非实痞。虚则胃动力不足，食物蠕动慢，故胀肚，前医不明此理，犯虚虚之戒，一味用行气泻下攻伐，越泻越虚，越虚

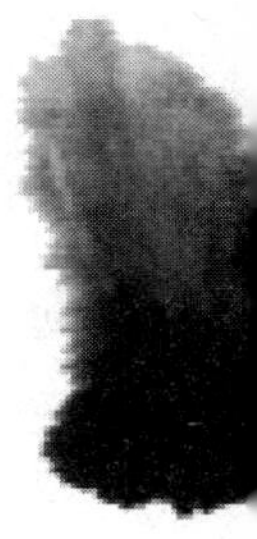

越胀。此证用补中益气汤为主，补益中气，稍佐理气就行。中气上来了，胃蠕动有力，自然消食，口臭肚胀也就不存在了。其辨证要点：右手脉沉弱明显，前医理气消食不效，反证是虚不是实。

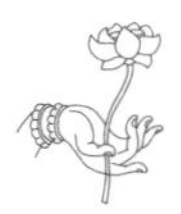

中消易食

【病案42】曹某，女，60岁，2011年5月20日就诊。近日，吃完就饿，人消瘦，口干，眠差，略乏。血糖不高，亦无甲亢，心中甚是恐慌，要求中医给予治疗。舌红苔净，脉右沉濡，左弦滑，二便正常，余无他症。辨证为木火克土，胃阳虚亢。

一贯煎合黄连解毒汤加减

［组成］生黄芪30g　当　归15g　生地黄30g　黄　连15g
黄　芩30g　黄　柏25g　生石膏45g　天花粉25g
玉　竹25g　生甘草30g　竹　茹15g
麦　冬30g　北沙参30g

［用法］5剂。水煎服，每日3次。

1周后复诊，已不再喊饿了，口干，睡眠均改善。停药观察1周，未犯。

按：此案在西医应称为胃功能亢进症，中医称为中消症。治疗此类症我一般均是用苦寒清热即可治愈，但此案有所又同，兼有木旺伤津，故又用了一贯煎平肝滋阴。临床上在用苦寒药时要注意燥阴，此案已有舌红津伤之迹，故不可一味苦寒清热，死板胶泥。用黄芪是我一贯做法，见到在右脉沉濡或浮弱无力，属气虚即用之。此属一孔之见。

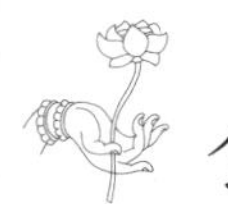

食后即便

平时在临床上看病，经常遇到一些不起眼的怪症，像小便憋不住，肠鸣音不停，睡觉打呼噜等。病不大，挺烦人，一般医生不愿治，患者也觉得小题大做。现就针对此病题，写个食后即便的怪症。

【病案 43】贾某，男，16 岁。近几年来，患者一吃完饭就往厕所跑，上吃下拉，人出汗没精神，现已上高中，记忆力差，吃了好多补药也不见好。这病没有什么主证，书上也没见相关记载，就推辞说看不看都行，慢慢会好的，不用治。患者家属一听，说不行。现在不治将来考大学就麻烦了。没办法，治吧。怎么下手呢？老办法，先四诊。

此人中等身高，戴副眼镜，面白，舌质淡红，苔薄白，脉右沉弱，左浮滑，动则出汗，稍乏困，饭量尚可。观此证可辨症状确实太少，真有些老虎吃天无处下爪之感。唯一突出的是他右手脉明显沉濡无力，右为气，左为血，能吃代表胃不弱，不能存代表脾虚，中气不足也。

理中汤加减

［组成］仙鹤草 150g　干　姜 30g　苍　术 30g
甘　草 30g　煅牡蛎 60g　防　风 10g
鹿衔草 30g　淫羊藿 30g　大　枣 3 枚

［用法］6 剂。水煎服，每日 3 次。

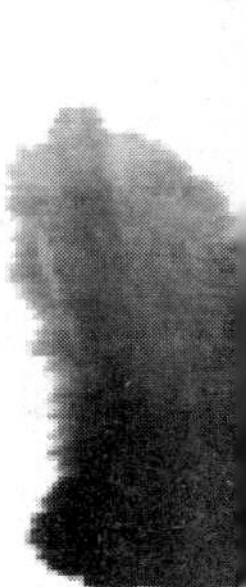

1 周后复诊，大便正常，每日清晨一次。已不感到乏困，但汗出严重。上方去苍术，合桂枝汤，加炒白术 30g，生黄芪 60g，7 剂，水煎服，服完汗出即愈。

按：此证之所以很快取效治愈，关键在于抓住了脾虚一环，峻补中气，解决了食之即便一证；汗出，抓住脉缓弱一环，调和营卫，桂枝汤，玉屏风，理中汤三位一体，药到病除。这里要说明一点，我平时看病喜欢寒热看舌，虚实看脉。此证就是抓住右手脉弱一点不及其余，果断辨为脾虚，施方用药得愈。

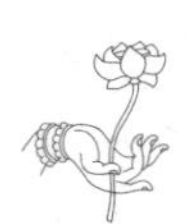

食管癌病

【病案 44】徐某，男，65 岁，2017 年 5 月 10 日初诊。患者因食管有烧灼感，去当地医院检查，经胃镜发现食管中段新生物，病理活检为食管鳞状上皮癌。患者精神尚可，身体无其他不适，其家属拒绝手术及放化疗，选择保守治疗，特慕名前来就诊。患者本人未能亲自前来，由其儿代诉病情。食管有烧灼感，反酸，少量呕血，无吞咽食物困难（无法收集舌脉信息）。辨证为胃失和降，热伤血络。治宜清热凉血，降胃止逆，托毒生肌。

当归补血汤合半夏泻心汤加减

［组成］生黄芪 60g　当　归 15g　白　芷 30g　白　及 15g
黄　连 10g　黄　芩 15g　仙鹤草 30g　清半夏 30g
蒲公英 45g　败酱草 30g　生地榆 30g　天　龙 30g
莪　术 30g　生甘草 30g　金钱草 15g
煅瓦楞 30g　生　姜 6 片　大　枣 3 枚

［用法］15 剂。水煎服，每日 3 次。

2017 年 12 月 25 日，复诊：患者由其家属陪同而来，言服用上药后，食管烧灼感、反酸、咯血症状都已消失。近期感觉吞咽粗硬食物困难，有异物感，只能吃流质食物，遂再次前来就医。此人身材略低，肤色偏黑，较瘦，食管不利，仅能吃流食，脉沉细无力。舌淡苔白腻。扶正祛邪，降逆化结。

旋覆代赭汤合消瘰丸与吴茱萸汤加减

［组成］旋覆花（包）30g　代赭石 20g　玄　参 30g
清半夏 30g　太子参 30g　威灵仙 15g
天　龙 30g　莪　术 45g　干　姜 15g
枳　实 15g　生甘草 15g　陈　皮 10g
海　藻 15g　牡　蛎 15g
浙贝母 30g　吴茱萸 3g
生　姜 6 片　大　枣 6 枚

［用法］20 剂。水煎服，每日 2 ～ 3 次。

王朝按：中医无“食管”之名称，然其上连咽喉，下连胃腑，可将其视为水谷入胃的过道，归于胃腑的范畴。患者虽已确诊为食管癌，但早期症状不明显，并未出现吞咽食物困难，尚可正常饮食。刻下主要症状反酸、食管烧灼感、呕血，皆是由于胃失和降、胃气上逆，带动胃酸反流食管所致，且已溃疡出血。遵循“有是证用是药”的原则，王幸福老师虽未能亲见患者，亦可根据多年的临床经验开方用药。全方以半夏泻心汤为基础方，取其“辛开苦降，寒热平调”之意，调节中焦气体的升降，恢复脾胃的正常生理功能，胃降则酸亦不上犯。黄芩、黄连苦寒清泻胃热，干姜偏热且生姜降逆作用佳，故以“生姜”易“干姜”，又与半夏相合为小半夏汤，和胃降逆。仙鹤草为补虚强壮药，王老师经常用大剂量（30g 以上）仙鹤草来代替人参和西洋参，临床效果极好。方中生甘草主要是用来清热解毒，亦可顾护中气、缓急镇痛。重用黄芪以托毒生肌，与当归相配补气生血。白芷、白及都能够收敛止血、消肿生肌，与黄芪相须为用。蒲公英清热解毒、生肌镇痛，凡是胃中有红肿溃烂出血的症状，皆可重用（30g 以上）此药。败酱草能够祛腐生新，除了有清热解毒、祛瘀排脓的功效外，亦是一味抗胃酸的良药，用量至少要在 20g 以上。金钱草性味苦凉，有清肝胆湿热、利尿通淋的作用，治疗由肝胆湿热或胃热上冲而导致的反流性胃炎有奇效。生地榆清热解毒、凉血止血、消肿敛疮，主治各种出血。莪术开胃化食，帮助消化，可用于治疗胃癌，增进饮食，增强体质，稳定病情。天龙即壁虎，临床亦可炙焙研末或作散剂外用，是治疗消化道癌肿及颈部肿瘤的专药。二诊病症变化，又易方旋覆代赭汤加减，继续扶正祛邪。

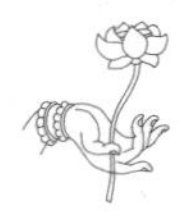

胃癌腹痛

【病案 45】某女，字画作家，42 岁。3 个月前查出胃癌，在医院确诊并进行热灌注治疗 2 次，不愿接受手术和放、化疗，出院后寻求中医治疗。此人面白皙，较清瘦，一副痛苦不堪面容，双手按腹跪伏床上，舌微红，苔薄干，脉浮濡兼数，不能吃东西，一吃就吐，脘腹胀痛不能触按，大便 3 日 1 次，且量少，小便尚可。辨证为热盛伤阴，胃气不降。

处　方

［组成］旋覆花 15g　赭石 30g　西洋参 15g
生半夏 30g　枳壳 12g　生黄芪 30g
桂枝 15g　白芍 100g　生薏苡仁 100g
麦芽糖 50g　炙甘草 30g　生姜 6 片
大枣 12 枚

［用法］3 剂，水煎服，每日 3 次。

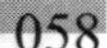

据患者丈夫告知，先前请一位中医治疗，开了大量蜈蚣、全蝎、马钱子、半枝莲、白花蛇舌草、莪术、白英等具有抗癌效果的中药，服药 7 剂后，呕吐、腹痛加重，药费颇高，且无效。经人介绍来我处就诊。

经过四诊，我并没有从治癌入手，本着“急则治标，缓则治本”的原则，先从患者最痛苦症状着手：一是呕，二是痛。用旋覆代赭汤合黄芪建中汤治疗，第 2 日就收到效果，患者家属电话告知，服完第 1 剂药后，脘腹就不痛了，现已能下床做些简单的家务劳动，患者全家甚为欣喜。现仍然在治疗中。

按：对此病的治疗，我的思路是扶正祛邪。服药一两天就见效，并不是说明我水平高，也说明不了胃癌的有效控制。我只想通过此案说明一个问题，在治疗癌症这类重急症病时，仍然要坚持中医辨证，按证用方施药。且在患者较虚时，一定要扶正，也就是要先留人后治病，这是个大原则。所以在治疗癌症这类患者时，我一般都是坚持这个原则，取得的疗效还是比较好的，患者存活率也是较高的。等患者正气恢复，再适时攻伐。实际上在正气恢复的同时，有很多患者的肿瘤也有很大的收敛改观，甚至个别患者的癌症也得到治愈，这也是我临床时常见到的。借此案谈一点自己认识，希望大家共同分析讨论。

肝胆胰门

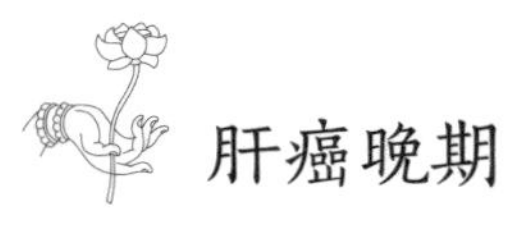

肝癌晚期

【病案46】刘某，男，53岁，2017年10月23日初诊。患者经医院检查确诊为肝癌晚期，其家属拒绝手术及放化疗，慕名前来就诊。家属告诉患者只是肝癌早期，隐瞒其病情以宽其心。此人中等身材，较瘦，肤色偏黑，心态平和，肝区疼痛，恶心欲呕，饮食差，精神尚可，脉浮大，舌淡苔白。二便基本正常。辨证为肝郁气滞，横逆犯胃。治宜疏肝解郁，散结消肿，和胃降逆。

处 方

［组成］柴　胡10g　黄　芩10g　太子参30g　清半夏30g
制鳖甲20g　郁　金12g　蚤　休30g　红景天30g
红参片30g　青　皮10g　蛇舌草30g　生甘草15g
焦山楂、焦麦芽、焦神曲各30g　代赭石10g
丹　参30g　醋元胡30g　川楝子10g
全　蝎10g　生　姜10片　大　枣3枚

［用法］15剂。水煎服，每日3次。

2017年11月7日，二诊：患者回馈，疼痛，恶心，饮食等症状有所好转，稍有心悸，身痒。效不更方，在原方中加入徐长青15g，威灵仙15g，嘱其继续服用30剂，水煎服，每日2～3次。

2017年12月4日，三诊：患者回馈，疼痛，恶心，饮食差、心悸、身痒较前明显好转，无其他不适。效不更方，上方去代赭石，加旋覆花（包）30g，白芍30g，嘱其继续服用30剂。水煎服，每日2～3次。

2018年1月2日，四诊：患者回馈，先前诸症皆消，唯稍有心悸，无其他不适。在上方中加入麦冬30g，五味子30g，桂枝15g。嘱其继续服用30剂，水煎服，每日2～3次。

王朝按：肝癌属于西医病名，其临床常见表现如上腹肿块、胁痛、黄疸、腹水等，可与中医的肝积、癥瘕、臌胀、胁痛、虚劳等互参。肝癌为有形结块聚于胁下，其病理必然与气滞、血瘀有关。治疗原则以疏肝解郁、散结消肿、扶正祛邪为主，再根据具体的症状拟定具体的治疗方法。

本患者肝郁不疏，癌毒内生，横逆犯胃，导致胃气不降，脾胃运化不利，且患者脉浮大，提示正气已虚。治疗上应疏肝、散结、和胃降逆相结合，兼以扶正祛邪。小柴胡汤是和解少阳的代表方，柴胡、黄芩，是肝胆药，柴胡轻扬疏肝解郁，黄芩苦降，清泄胆热，一升一降疏泄肝胆。人参、半夏、甘草、姜、枣，是脾胃药，人参、甘草甘味益脾，半夏和胃降逆，祛痰止呕，姜、枣养胃和营，全方疏肝利胆、调和营卫、健运脾胃、升降协调、宣通内外、和畅气机、虚证可补、实证可泄，是治疗多功能的常用方。制鳖甲、蚤休软坚散结、消肿镇痛，郁金、青皮疏肝利胆、散结镇痛。红景天能够滋补强壮、补肾强心，红参大补元气，两药共奏扶正祛邪之妙。白花蛇舌草苦、寒，清热解毒，可用于治疗各种恶性肿瘤。代赭石重镇降逆止呕，焦山楂、焦麦芽、焦神曲健胃消食，丹参活血祛瘀，通经镇痛。醋元胡、川楝子即金铃子散，活血化瘀、行气镇痛。全蝎通络镇痛，攻毒散结。

二诊时，患者身痒，加入徐长卿、威灵仙以祛风湿止痒。三诊加白芍柔肝、缓急镇痛。因代赭石为矿石药，久服恐伤胃气，遂去之，加入旋覆花以降逆止呕。四诊患者诸症皆消，去白芍、旋覆花。偶感心悸，则加入桂枝取桂枝甘草汤之意，以复心阳；加入麦冬、五味子取生脉饮益气养阴之意，以滋养心阴。

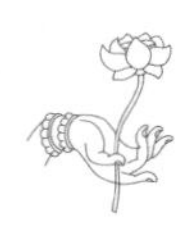

胆管癌黄疸

【病案 47】刘某，女，73 岁。胆管癌手术后，引起黄疸（总胆红素 396μmol/L），西药治疗无效，又因年龄大，预后不良，故从千里之外，寻求中医治疗。此人清瘦，面灰黄，巩膜黄染尤甚，脉弦细滑数，舌尖边红，苔白腻。纳差，脘胀，乏困，小便不很利，大便尚可。好在精神不错，因家人未告之患有胆管癌。现家属要求先解决黄疸，而后再治疗癌症。辨为湿热郁阻，血瘀脉络。

茵陈蒿汤合血府逐瘀汤加减

［组成］				
	茵陈 90g	栀子 15g	生大黄 6g	虎杖 25g
	桃仁 12g	红花 12g	当归 15g	川芎 12g
	赤芍 30g	生地黄 30g	桔梗 10g	怀牛膝 12g
	柴胡 12g	枳壳 18g	郁金 18g	生黄芪 45g
	蒲公英 30g	丹参 30g	青、陈皮各 15g	
	太子参 30g	生甘草 15g		

［用法］15 剂。水煎服，每日 3 次。

半月后，如期复诊，黄疸退净，总胆红素 16μmol/L，患者神采奕奕，很是高兴。现已能正常吃饭，脘腹不胀，大小便正常。又为其处方，调养身体，治疗癌症。

按：此案治疗比较顺利，一是主证单纯，二是方药对证。故见效较快。此案大多数医生都会想到用茵陈蒿汤，但用量均小，不符合张仲景原方。二两大黄十四栀，茵陈六两要先煎。身黄尿短腹微满，一泡大尿法最灵。这是我自己编的歌诀。其中茵陈六两是关键，一两按柯雪凡教授的考证，取整数为 15g，六两就是 90g。故用仲景方要遵循原意，才可取得好的疗效，这是我的体会。经常看我医案的同志，老觉得药量大，其实我是遵循柯教授的考证而定的，没有什么新意。

治疗黄疸，一般分阳黄阴黄，其实临床上还有血瘀发黄一证。此案就阳黄兼有血瘀，血瘀也可能是手术造成的，但不排除其他原因，先不管这些，只要有瘀血之症，就用祛瘀之方，有是证用是药嘛。此案血瘀之症有两点，一是手术，二是舌下静脉曲张。

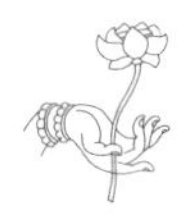

肝郁腹胀

【病案 48】窦某，女，72 岁。最近腹胀吃不下饭，要求中医治疗。此人偏瘦，面略暗，舌淡苔白腻，脉象弦大，诉说近期不能吃饭，一吃就胃痛，尤其是两胁胀满，脾气大，无名火多，口苦，小便利，大便少。我问是不是最近生气了，答曰，就是。吃了好多治胃的助消化药也不管用。我说问题不光在胃，是肝郁不疏泄造成的胃病，要疏肝理气才行。

柴胡疏肝饮加减

［组成］柴　胡 10g　陈　皮 30g　香附子 15g

川　芎 10g　枳　壳 15g　白　芍 15g

生甘草 10g　香　橼 30g　佛　手 30g

生谷芽 30g	生麦芽 30g	炒神曲 30g
炒山楂 15g	青　皮 10g	太子参 15g
鸡内金 20g	仙鹤草 30g	生　姜 6g
大　枣 6 枚		

［用法］3 剂。水煎服，每日 3 次。

3 日后复诊，胃已经不痛，两胁不再发胀，可以少量吃饭。因要回老家探亲不便吃汤药，改香砂养胃丸和逍遥丸同服 1 周。

按：胃胀痛一症临床上比较常见，很多大夫习惯用消食和胃法，不失为一种解决的办法，但是对于肝郁型患者效果不理想，所以一定要辨证处理。此案，症脉均显示是肝郁，故用柴胡疏肝饮加减，方药对症，3 剂药就解决了问题。后学者一定要注意。

程奕斐按：患者以腹胀不能进食求诊，主诉两胸胁胀满较甚，伴有胃痛，口苦。平素易动怒发脾气，追问原因乃生气后所发，脉象弦大，舌苔白腻。综合分析此为典型肝郁气滞，肝胃不和之证。因肝经循行两肋，肝气不舒则两胁胀满，且肝主疏泄气机，气机疏泄失常则脾胃壅滞而饮食不消。治则当以疏肝理气为主，调和脾胃为辅。柴胡疏肝散出自《景岳全书》，是疏肝理气，活血镇痛之经典方剂。全方加香橼，佛手，青皮，增强疏肝理气之力，香橼、佛手同入肝胃二经疏肝和胃而不伤阴。因该方偏于疏肝而少和胃之品，故加谷麦芽，山楂，内金，消食助运化。麦芽生用不仅消食更能疏肝，鸡内金乃脏器疗法，张锡纯认为此药不仅消食健胃更能化经络之瘀滞。仲景言“见肝之病，知肝传脾，当先实脾”，故加太子参以健脾益气，且此药平和补气养阴无动火之弊，患者年高故加仙鹤草补虚，此药又名脱力草，补虚固脱之力不在参芪之下且无助气化火之弊。全方合用疏肝理气，健脾和胃，辨证准确，用药细致入微，故能速效。

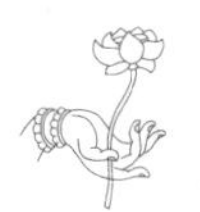

肝硬化腹水

【病案49】姚某，男，43岁，山东沂蒙山人。乙肝大三阳，现为肝硬化腹水。从山东专门慕名来西安求治中医，此人中等身高，不胖，面色黧黑无光彩，腹部略臌胀。检查提示：肝脏中度纤维化，腹水。脉弦细，舌淡苔白，饮食二便尚可。但精神状态不好，一见我，未开言来，先哽咽落泪。诉说自从患了此病，媳妇也和自己离了婚，病又在当地治不好，经济也拮据，故一时心灰意冷，也不想活了。无奈还有一未成年的女儿，正上初中，求大夫能给予治疗，延长几年生命，把孩子供养成人。闻听此言，使人戚戚。我好言安慰，答应精心尽力去治疗。

此病为中医中的臌症，已由血臌转为水臌，确为一难症也。据上述四诊，定治则补肾健脾活血散结，佐以化水。

处方

［组成］生地黄30g　熟地黄30g　山茱萸30g
枸　杞30g　骨碎补30g　海金沙30g
鸡内金15g　白蒺藜30g　生、炒白术各25g
黑、白丑10g　桃　仁12g　制附子（先煎）10g
鳖　甲20g　龟　甲20g　生牡蛎50g
丹　参30g　赤　芍30g　紫　菀15g
陈　皮15g　当　归15g　炒薏苡仁30g

［用法］30剂。水煎服，每日3次。

1个月后电告，服药期间，大便次数多，每天3～4次，小便量也增多，精神饮食尚可，腹部已软，略小。嘱上方去黑、白丑，加生黄芪50g，党参30g，再续服30剂。第3个月来电报告，检查腹水已无，肝脏轻度纤维化，肝功正常，大三阳转为小三阳，患者大喜，问还怎么服药？告之，上方3日服1剂，再坚持3个月，后电话回访，患者告诉，现在情况越来越好，精力充沛，能吃能喝，不疲乏无力，生活信心十足。医嘱将上方加工成蜜丸，再服半年。

按：关于肝硬化和腹水的治疗，各家的治法大同小异，用药略有不同。无非是疏肝、理气、活血、散结、健脾、利水加补肾。但是治疗的结果却不一样，其问题在哪里呢？我认为关键是有的医生缺乏定力，梦想快速治愈，急功近利。此病非一日所得，俗话所说，冰冻三尺非一日之寒，怎能幻想一日化解呢？所以治疗此病，一旦认准病证，确定病方，就要坚持守方，功到自然成。这就是我治疗此病的最深体会，后人治之要三思。

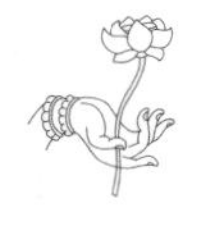

胰腺癌黄疸

【病案50】刘某，男，60岁，陕北宜川县人。2007年9月，其妹领他来看中医，告之我，其兄已在第四军医大学确诊为胰腺癌晚期，现已无法手术，求于中医治疗。此人面黄，身黄，眼结膜更黄，消瘦，纳差，略腹胀有水，大小便尚可，精神不错，健谈（因其家属对其隐瞒病情，仅告之为胆囊炎，且本人又为乡村教师文化人）。舌暗红苔黄腻，脉弦滑。其妹要求先解决黄疸和腹胀，减轻痛苦，延长生命周期。

茵陈蒿汤合大柴胡汤加减

［组成］茵　陈120g　　栀　子10g　　大　黄15g

柴　胡45g　　黄　芩15g　　枳　实15g

白　芍 30g　　生半夏（先煎）30g
白晒参 30g　　砂　仁 6g

［用法］7 剂。水煎服，每日 3 次。

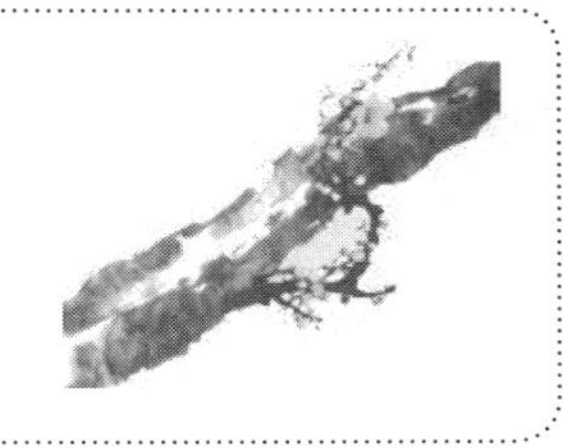

1 周后，家人电话告之，黄疸已退净，腹胀略减。更方小柴胡汤合平胃散，7 剂，纳强，腹胀继续减轻。病情趋于稳定。后另拟扶正祛邪方，培补正气，攻邪消癌，又存活 3 年胰腺癌恶化去世。

按：此病案并非叙说癌症治疗，而是说早期的黄疸治疗，坚持有是证用是药，不管它是什么病，只要是证对，就可以用对应的方药，茵陈蒿汤就是治疗黄疸的专方，大柴胡汤就是治疗胰腺病的效方。方对证，故效速。这一点我临床多年一直坚持，对证不对病，方随证转，不局限于西医病名，多数疑难重病能达到起死回生或峰回路转。该病案中生半夏的作用为降逆化痰，消肿治癌，特此说明，此为个人一孔之见。

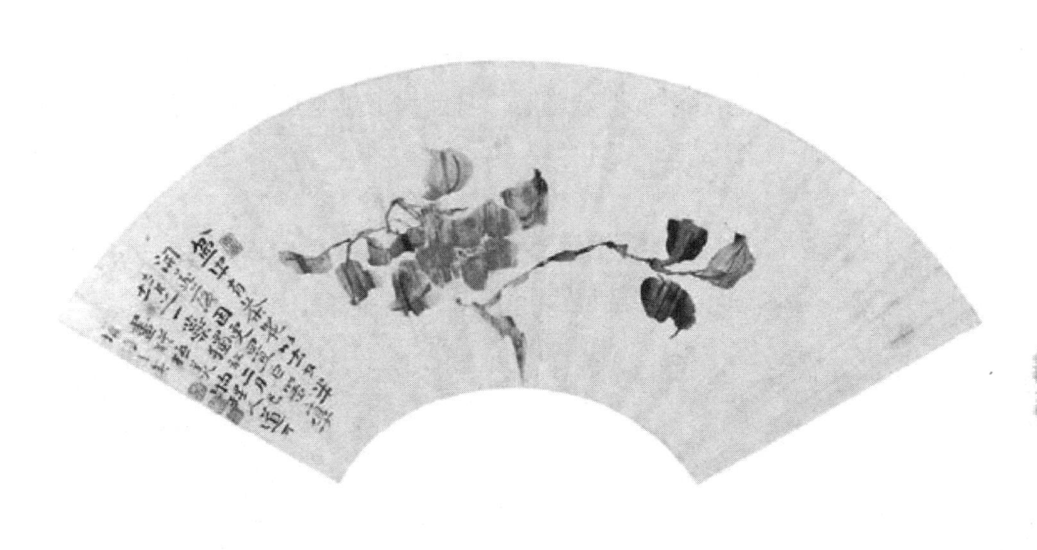

肠腹门

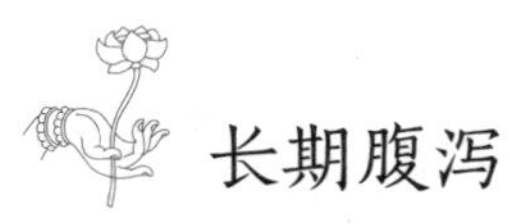

长期腹泻

腹泻一症临床很常见，尤其是慢性的，西医多谓慢性溃疡性结肠炎。长期服用抗生素效果不理想，转治中医亦是疗效参半，所以有的医生就感到茫然，不知如何处理。下面借一例子说明。

【病案51】唐某，男，45岁，西安南郊东大人，2006年9月18日就诊。慢性腹泻多年，接受治疗多年，一直未能痊愈，甚为苦恼。此人中等身高，面黄中带黑，舌红苔腻，脉弦滑有力，口苦不渴，饮食正常，每天3～4次大便，稀溏黏腻，臭味较大，偶有腹痛，粪便化验排除痢疾，肠镜检查西医诊断为慢性溃疡性结肠炎。辨证为下焦湿热，郁滞肠道。

龙胆泻肝汤合痛泻要方加减

[组成] 龙胆草15g　车前子30g　木通12g　黄连15g
黄芩18g　当归50g　生地黄15g　泽泻30g
柴胡15g　生甘草10g　白芍50g　防风10g
陈皮12g　槟榔片15g　木香10g

[用法] 5剂。水煎服，每日3次。

并告知患者，服药后前两天可能会腹泻加重，过后就好了。

1周后复诊，患者一进门就说，你的药真灵，正像你说的，喝完前2剂的时候，1日腹泻五六次，后三天就每日1次或2次。你真神了，我过去吃了长时间的补脾益肠丸和四神丸，越吃越重，好多老中医都是开了大量的补益涩肠药，说长期腹泻脾肾阳虚，必须进补，结果没有一点疗效。我说，慢性腹泻不一定都是虚证，你以前药用反了，不对证，故无效。后又开葛根芩连汤合平胃散加乳香、没药，7剂，服完病愈。

按：慢性腹泻一证，临床上很常见，中医治疗一定要辨证，分清虚实寒热，切不可盲目地认为是虚是寒，大量温补固涩。实际上，还有很多是热是实，或者虚实夹杂。该案就是明例，湿热腹泻，其辨证要点为：舌红，脉实，大便稀臭黏腻。另外长期是温热收涩之药不效也是反证非虚寒肠脱。这一点也是有参考价值的。

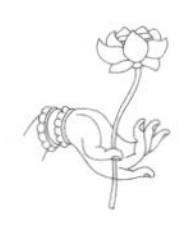

腹泻如注

【病案52】周某，男，70岁。在某三甲医院接受前列腺癌手术后，十余天腹泻不止，吃饭拉饭，喝水泄水，人消瘦无力，发热，便色黑糊，肛门红肿，轮番使用抗生素和菌群调整药，无济于事。家人焦急万分，电话求助于余，想办法把腹泻止住。因是老病号家属，故接手治疗。舌、脉不详。

葛根黄连黄芩汤合桃花汤加减

［组成］仙鹤草100g　粉葛根60g　黄　连30g
粉甘草30g　炒苍术50g　赤石脂100g
干　姜30g　高丽参15g　阿胶（烊化）20g

赤石脂（打粉过罗，冲服）10g

［用法］2 剂。水煎服，每日 3 次，每次 100ml。

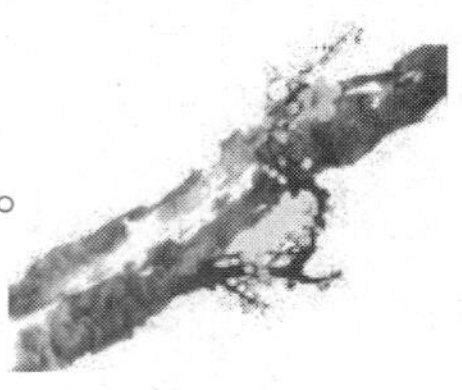

次日晚上，家属反馈，1 剂药吃完，腹泻就止住了，患者高兴万分，不停地在电话中表示感谢。我告知再吃 2 剂，转方调理。

按：此案因有发热和肛门红肿我断为葛根黄连黄芩汤，因久泄下焦不固用桃花汤，因黄芩苦寒有致泄作用去之，久泄气血双虚，用仙鹤草、高丽参、阿胶。且阿胶古人就用于止利止血。病机加专药，标本兼治，故收一剂知，二剂已之效。

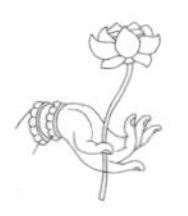

急性肠痈

【病案 53】白某，女，22 岁，河南省漯河人。2015 年 3 月 8 日，因腹痛到医院就诊。此人急性病容，右下腹疼痛，牵扯右大腿根抽痛，发热，按压麦氏点反跳痛，化验白细胞高，B 超检查阑尾脓肿，西医诊断：急性化脓性阑尾炎。中医辨证为肠痈。漯河二院要求患者入院手术治疗，因费用高，又无人在身边照顾，故托人寻求中医治疗。经当地中医邀请，我在西安为其网诊。因病情单纯，确诊明确，属于中医肠痈。

处　方

［组成］北柴胡 30g　　枳　壳 30g　　赤、白芍各 60g
　　　　生甘草 30g　　红　藤 30g　　蒲公英 60g

白花蛇舌草 150g　　败酱草 30g　　金银花 100g
生薏苡仁 60g　　桔　梗 10g

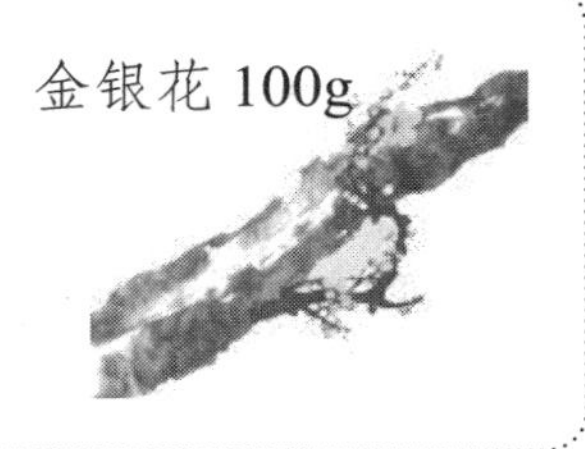

［用法］3 剂。水煎服，每日 4 次。

要求当地医生每日追踪病情，服药第一天后，大便 3 次，先干后溏，人已不发热，右下腹疼痛稍减；第二天已基本不痛了，仅按压隐隐微痛。第三天后彻底不痛，停药，追踪 5 日后无任何症状，痊愈。

按：此案比较简单，故用药果断，药大量猛。中医将少腹归为厥阴肝经，故用四逆散疏肝理气，加红藤赤芍活血祛瘀，白花蛇舌草，败酱草，生薏苡仁，金银花，蒲公英清热解毒。力大药专，直捣黄龙。三天即治愈，一点不输西医，且省钱不遭罪。

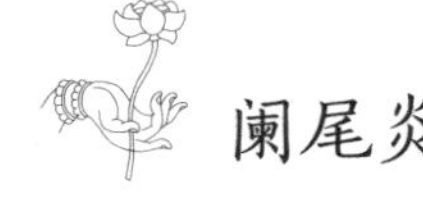

阑尾炎

【病案 54】赵某，男，37 岁。患急性阑尾炎，发热，右下腹麦氏点处，鼓起一拳头大的包块，不敢按压，疼痛很厉害，血常规检查白细胞计数 19×10^9/L。在医院住院打针 1 周，仅烧退了，其余症无变化，院方要求手术，患者害怕，不愿手术，于是寻求中医治疗。此人舌暗红，苔白厚，脉弦滑有力，口苦，饮食基本正常，大便偏少，不溏。

四逆散合薏苡附子败酱散加减

［组成］柴　胡 30g　　枳　实 30g　　白　芍 60g
生甘草 30g　　薏苡仁 60g　　败酱草 30g

蒲公英 90g	连　翘 60g	忍冬藤 100g
白花蛇舌草 45g	红　藤 45g	麻　黄 5g

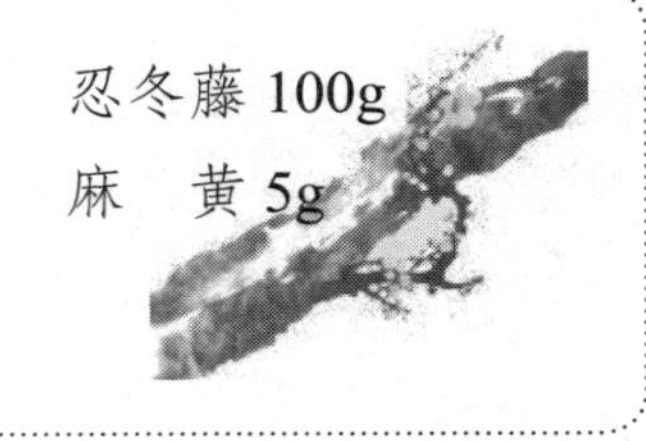

［用法］7 剂。水煎服，每日 3 次。

1 周后复诊，右下腹包块已消失，按压麦氏点仅隐痛。效不更方，上方忍冬藤减为 30g，续服 5 剂痊愈。

按：此案比较单纯，中医谓肠痈，西医称急性阑尾炎。西医一般主张手术，因患者害怕，未能成行，故转求中医。此证治疗起来比较容易，只要抓住时机，大剂清热解毒，散结活血即可。此案用四逆散行气散结，蒲公英、连翘、败酱草、忍冬藤等清热解毒，红藤、白芍、麻黄等活血镇痛。全方一气呵成，力大药专，故收效较速。此案亦可用大黄牡丹汤，但我临床喜用四逆散加减，效果更好更稳妥，也算殊途同归吧。

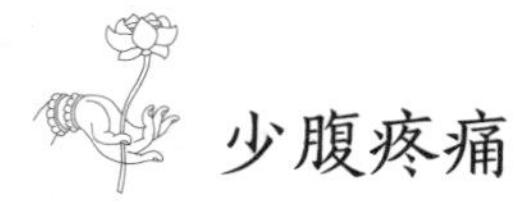

少腹疼痛

【病案 55】刘某，女，83 岁。2015 年 6 月 9 日初诊。自诉有糖尿病病史，现状三天两头感冒，小肚子疼痛有 3 个月了，肛门发热，易腹泻。脉弦滑舌淡苔白。现要求解决肚子疼痛问题。

四逆散合桃花汤与玉屏风散加减

［组成］

柴　胡 12g	枳　壳 15g	赤　芍 30g	生甘草 30g
红　藤 30g	干　姜 45g	苍　术 30g	赤石脂 60g
陈　皮 10g	防　风 10g	九香虫 15g	夏天无 15g

仙鹤草 60g　全　蝎 15g　卷　柏 15g
生　姜 6 片　大　枣 3 枚
[用法] 5 剂。水煎服，每日 3 次。

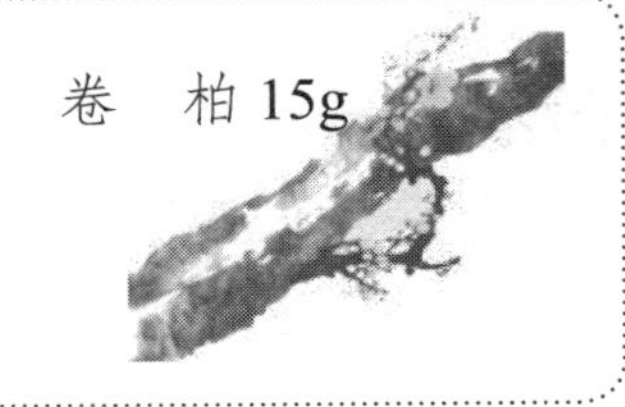

1 周后复诊，疼痛消失，未有腹泻。后以玉屏风散合桃花汤 7 剂善后，痊愈。

按：我看病历来是见证发药，汤方辨证，有是证用是方，有是证用是药。此案少腹疼痛用四逆散，腹泻用桃花汤，易感冒用玉屏风，外加止疼专药全蝎、红藤、夏天无、九香虫，肛门热加卷柏。方对药准，丝丝合拍，故收效较速。

【病案 56】张某，女，56 岁。小肚子左边疼痛 1 个月左右，不发热，B 超检查无积液，打针吃药无效，就是小肚子疼不已，患者有些害怕，有其他疾病，特从外地赶赴西安求治于余。此人症状如上，按压左少腹有痛感，脉浮滑略数，舌淡苔白，饮食二便基本正常，已绝经。久痛之处必有伏阳。

四逆散合少腹逐瘀汤加减

[组成] 柴　胡 15g　白　芍 30g　枳　壳 15g　甘　草 30g
红　藤 30g　小茴香 6g　干　姜 15g　蒲公英 30g
生蒲黄 15g　五灵脂 15g　当　归 15g　赤　芍 15g
川　芎 15g　制乳香 6g　制没药 6g
川楝子 10g　败酱草 30g
[用法] 5 剂。水煎服，每日 3 次。

1周后，电话告知，小肚子已经不痛了，嘱之，再吃3剂巩固。少吃生冷寒凉水果。

按：此案西医诊断治疗不明，也无效，转至中医治疗效如桴鼓，说明中医大有作为。此案少腹属厥阴肝经故用四逆散疏肝理气，少腹疼痛又遇冬季，故用王清任的少腹逐瘀汤活血祛瘀镇痛，久痛之处必有伏阳，用蒲公英、败酱草、红藤清热、活血、散结。标本兼治，一举除却顽疾。

【病案57】原氏，女，97岁。近二三个月，少腹隐隐作痛，常向其儿诉说痛楚，未引起重视，以为是慢性结肠炎，就给用了一段时间消炎抗生素，不起作用。后送进医院检查诊断为肠易激综合征。给予西药调整治疗，仍然腹痛。于是求治中医。

此人不胖，很精神，特别是两目炯炯有神，完全不像是一个耄耋老人，且已近百岁。老人一见面就指着小肚子说这痛。我查舌淡红，苔薄白，脉双关微滑有力，问吃饭如何？答尚可，但大便很少，不溏。腹诊，少腹左侧有不大的肠型鼓出，按之不痛。又聊了一会以前的事，老人神志清晰，侃侃而谈，一点都不糊涂。真是令人羡慕。

看到这里我说此病好治，老人无大恙，此乃脾虚，肠中津少，便结不通，伤寒论中的脾约证，中医谓不通则痛，通则不痛。

桂枝加芍药汤

［组成］桂　枝15g　生白芍60g　当　归60g
炙甘草30g　生　姜6片　大　枣12枚

［用法］3剂。煎好加蜂蜜水当茶饮，每日1剂。

其子看后问，去掉姜枣就这么简单几味药行不行？我笑了笑，说吃了再看。3日后，其子来告之，第一天吃后，大便解出二三粒羊屎蛋样粪便，第二天又解出大量，约一小盆粪便，小腹一下轻松多了，肚子也不痛了，老人很高兴。3 剂药吃完了，看还吃不吃了，我说不用了，常给老人吃些香蕉，喝些蜂蜜水就行。

按：近百岁的老人，几个月的腹痛，就这么几剂小药就解决了，看起来很轻松。实际上这个病治疗完全得益于张仲景的《伤寒论》。只要熟悉经方，走汤方辨证的思路，此证处理起来并不复杂。少腹痛无其他证，虚则桂枝汤加芍药；实则桂枝汤加大黄，就这么简单，且芍药专主腹痛，此伤寒论明言也。此证需要注意的是，芍药用量要大，轻则不起作用。桂枝汤不但外可调和营卫，而且内可调和脾胃，此为正治。芍药既可缓痛又可润下，起到益脾调中除满痛，是为用阴和阳法，不可不知。再加大量当归和红枣养血润肠，增水行舟，安全妥当，不用担心老人虚羸。此法我常用于老人和虚者，无有不奏效的。

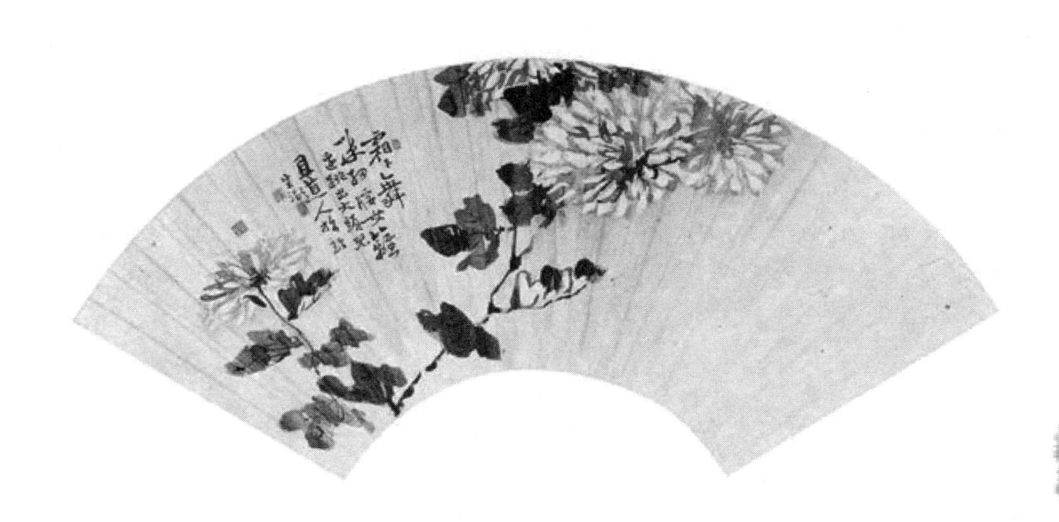

手足腰肋门

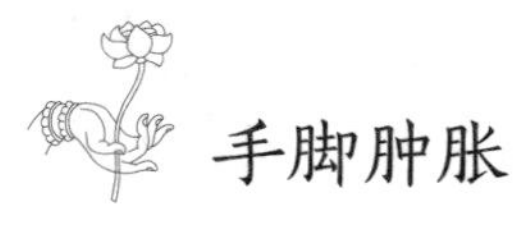

手脚肿胀

肿胀一证临床常见，大家并不陌生，诸如心源性腿肿，肾源性脸肿，肝硬化腹水，尿毒症身肿，特发性水肿等，但是单独手脚肿胀可能青年中医学子见的不多。前些日子刚好治了一例，借此说说此症的治疗。

【病案 58】邵某，女，60 岁。此人黑胖，手脚齐腕以下肿如面包，不发亮，舌淡苔薄白，脉沉滑有力，饮食二便基本正常，述之两手肿胀微痛，前医以温补脾肾，利水通络不效。转诊于我，检查双手黑红胀大，压之沉陷，随手起平，双下肢微肿，脚面隆起，按之略有坑陷。问诊，前一段因故心中略有不快。至此，辨证基本已明，属肝气不疏，气滞郁阻。

天仙藤散合当归芍药散加减

［组成］天仙藤 15g　乌　药 15g　香附子 15g
青、陈皮各 15g　大腹皮 15g　当　归 12g
川　芎 10g　白　芍 15g　茯　苓 15g

泽　泻 15g　　苍　术 12g　　薄　荷 10g
生　姜 10g　　坤　草 30g　　细　辛 30g
鸡血藤 30g　　泽　兰 15g

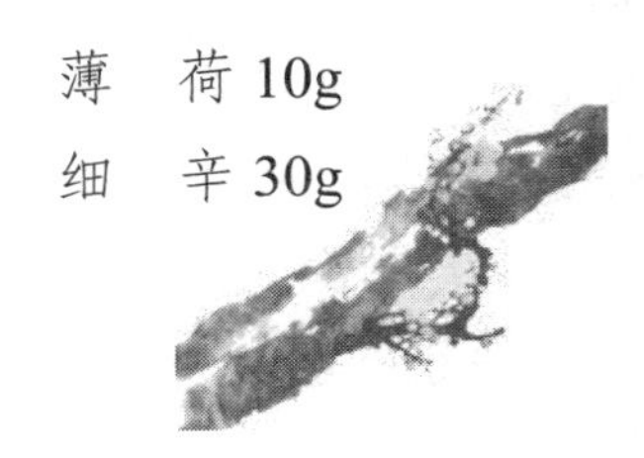

［用法］5 剂。水煎服，每日 3 次。

1 周后诊，手脚肿胀消失，手脚面上皱褶突出，基本恢复正常，仅余手部略有疼痛，上方略为更改加入伸筋草、威灵仙、地龙、桑枝，5 剂善后，痊愈。

按：此证治疗关键要突出治胀，非肿。因是气郁导致肿胀，不是水停造成肿胀。气不行，则血不利。主要原因在气，气行了，血通了，肿胀也就好了。

此案，复诊时我曾问患者服药后，尿多否？答曰：不多，正常。这就说明，此肿胀不在水停，不在气化。前医之所以治疗不效，我观其药方是大量活血利水药，辨证不准，故而不效。从临床上，很多医生都是一见肿胀就是活血利水，不辨病机，死守水停一隅，没有广开思路，取法中医辨因施治。此案之所以辨为气滞血阻，其眼目就在肿胀于按下坑陷随手而起，且表面不发亮；如是水肿则凹陷不起，表面水亮。病因病机不同，用方用药就不同。所以，青年学子要注意这一点的鉴别，辨机施治。

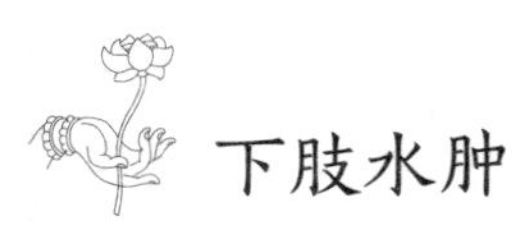

下肢水肿

【病案 59】刘某，男，82 岁，原大学校办工厂厂长。2006 年 7 月 6 日初诊。在其女的陪同下找到我，说父亲最近腿肿得厉害，行动有些不方便。前两天找了个中医老大夫看了一下，说“男怕穿靴女怕戴帽”，你父亲年龄这么大，水肿已过膝，没救了。其女儿听后甚是恐慌，老人受了一辈子苦，还没享几天福，就不行了，心中有说不出的难受，且看老人精神尚可，又不甘心坐以待毙，便又通过熟人介绍找到我求治。

此人清矍，身高1.75米以上，精神挺好，善言。说如果没希望了，就不治了，很是达观。舌质淡白，苔略薄腻，脉沉滑微数。饮食一般，小便略少，大便正常，稍走即累，略有胸闷心悸。双腿自足至膝已肿胀，一按一个深坑不起。我看老人精神还不错，中医说的有神，就说有治，我们先开几剂药吃一吃。再说。辨为阳虚水盛，西医谓之心源性水肿。

真武汤加减

［组成］制附子30g　茯　苓30g　苍术、白术各15g
白　芍15g　高丽参30g　车前子30g
葶苈子30g　干　姜15g　生　姜15g

［用法］3剂。水煎服，每日3次。

3日后复诊，水肿已退到膝盖以下，患者很高兴。效不更方。上方不动，加入丹参15g，大腹皮15g，益母草30g，5剂。

三诊：双腿水肿退至脚踝，走路已感到轻松不太累了。原方又服5剂，仅脚面还有些微肿，中病即止，易方十全大补汤10剂善后。

按：此案之所以治疗成功，我觉得有几点值得思考。其一，要正确对待中医谚语，像“男怕穿靴女怕戴帽”这类，不一定都是死证，如不是心衰严重，无神，都有救治的机会，为医者不可轻下断言。其二，经方在治大病时往往能力挽狂澜，起死回生，不可轻之，关键在于认证要准，用药要狠。其三，治病中要有守有变，即证不变方不变，大病去之七八，邪退正虚就要方随证变。此案前期坚持用真武汤至阴水退，后转十全大补即是此意。后学者不可不知。

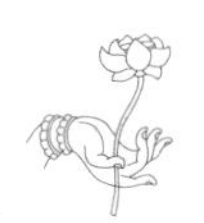

脑梗死腿痛

【病案60】邢某，女，58岁。患脑梗死已有13个半月了，左侧肢体不好使，经过康复锻炼，在丹东泡温泉3个半月疗养，游泳有一个冬天，结果今年立春后，左腿痛，左侧膝关节轻度肿胀，有积液。舌淡白苔厚腻，因是网诊脉象不详。饮食二便基本正常。根据症状辨证为寒湿瘀滞，气虚血瘀。

四神煎合平胃散加减

［组成］生黄芪150g　石　斛60g　远　志40g
怀牛膝30g　穿山龙50g　羌　活10g
苍　术30g　陈　皮30g　厚　朴10g
茯　苓50g　炒白术30g

［用法］10剂。水煎服，每日3次。

10日后电告腿已经不痛，肿胀积液消失，左侧肢体功能大有好转。效不更方，嘱此方再服10剂。

程奕斐按：患者体质脉象不详，但从舌质淡白苔厚腻，提示有湿浊内盛无疑，故脑梗死多半因湿浊阻滞脉络而致。膝关节肿胀在冬泳后出现，结合舌象，考虑为外感于寒内有湿浊，寒湿凝滞，流注关节，积而成液，日久而肿。此症中医名为鹤膝风。四神煎乃治疗膝关节积液之专方，具有补气养阴祛痰消肿之功，因无明显热象故去金银花不用，此则治标。平胃散为治疗寒湿内滞之经典方剂。具有燥湿运脾之功，苍术一味气味雄烈去湿则周身无处不到。陈皮用至30g，增强理气之效，气行则湿亦行。古语有治湿不利小便非其治也，故用茯苓使湿从小便而去，脾主运化水湿，白术健脾厚土，结合苍术一个运一个补，恢复脾土运湿之功，羌活乃风药，具有祛风胜湿之效，穿山龙活

血通脉。前方治关节积液之标，后方调湿浊内盛之本，两方合用紧扣病机，且量大效专，实为不二妙法！

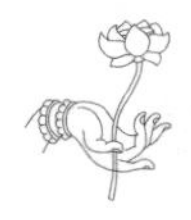

痛风脚肿

【病案61】吴某，男，47岁。右足脚面红肿热痛两天，不能行走，乘车需人搀扶进来，吃西药镇痛不起作用，挂水消炎越输越重，无奈经朋友介绍要求中医治疗。

此人中等身高，略胖，有痛风病史，尿酸高，前两天连续喝酒造成右脚面突然红肿疼痛，不能着地，脉弦滑数，舌淡苔白略腻，饮食二便基本正常，平时有痔疮。辨证为湿热下注，热毒痈积，丹毒。

龙胆泻肝汤合五味消毒饮

［组成］龙胆草18g　车前子20g　川木通10g　黄　芩15g
栀　子12g　当　归15g　生地黄30g　泽　泻30g
柴　胡12g　生甘草30g　怀牛膝10g　赤小豆60g
卷　柏15g　丹　参30g　制乳香、制没药各10g
蒲公英30g　野菊花30g　忍冬藤30g

［用法］7剂。水煎服，每日3次。

3日后肿消痛止，7剂后痊愈。

按：中医对丹毒，西医亦称为淋巴管发炎的治疗一般采取清热解毒的方法处理，我的经验是用龙胆泻肝汤清利湿热，五味消毒饮消毒散结。此案又加活络效灵丹镇痛，卷柏治痔，赤小豆消水利肿。方证对应，效如桴鼓。

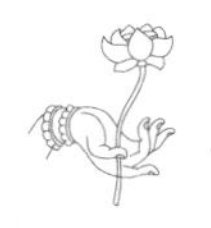

静脉曲张

【病案 62】刘某，女，65 岁。下肢静脉曲张 2 年，西医要求手术，患者害怕，故求治中医。查双下肢腿肚上，静脉弯弯曲曲，发紫，鼓起如蚯蚓。平时腿胀酸困，不能长时间步行。现时头痛，脉弦滑，舌红苔白。饮食二便基本正常。中医辨证为筋瘤。西医诊断中度静脉曲张。

处 方

［组成］生黄芪 150g　当　归 30g　枸　杞 30g　菟丝子 30g
丹　参 30g　怀牛膝 15g　赤　芍 25g　昆　布 25g
海　藻 25g　僵　蚕 12g　地　龙 10g　生甘草 15g
忍冬藤 30g　牡丹皮 12g　栀　子 12g
川　芎 30g

［用法］7 剂。水煎服，每日 3 次。

1 周后复诊，腿胀酸困减轻，鼓起静脉平整，可以走 1 公里左右无碍。头已不再疼痛。效不更方。去川芎，加忍冬藤至 60g，续服 10 剂痊愈。

按：此证治起来比较顺利，主要是静脉曲张比较轻。该证治疗原则：补气活血，养阴濡筋，软坚散结。气虚无力推动血上行故用黄芪、甘草；静脉属筋，血虚不营筋，且肝主筋故用当归、枸杞、菟丝子等滋之濡之；血瘀则聚，故用丹参、赤芍、川芎，兼热用牡丹皮、栀子；静脉成团宜散之，故用海藻、昆布、僵蚕等；忍冬藤、地龙通络，牛膝引药下行。全方组织合理，重点突出，用药适当，故收效较快。因此病例较轻，治疗也快，如重者则需时日，但治疗原则不变。此点不可不知。

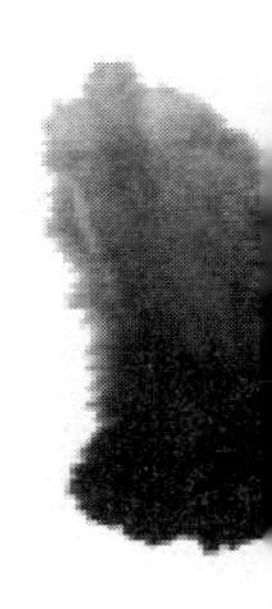

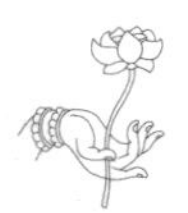

脉管炎案

【病案63】戚某，女，70岁。高血压，冠心病，糖尿病多年，现左下肢脚面发黑，有两处硬币大小溃疡，已三年不愈。察舌微红苔白，脉滑数有力，头晕，心悸，偶有胃不适，饮食一般，二便尚可。现服西药，降糖、降压、心脏病药一大把，仍难控制高血压高血糖。要求中医治疗，此证属于眩晕和脱疽。

四妙勇安汤合四味健步汤加减

［组成］白蒺藜30g　钩　藤30g　菊　花30g　茺蔚子30g
生黄芪30g　当　归60g　玄　参30g　二　花15g
忍冬藤30g　生甘草10g　丹　参30g　石　斛30g
怀牛膝30g　赤　芍30g　苦　参10g
蜈　蚣2条

［用法］7剂。水煎服，每日3次。

1周后，复诊：血压已平稳下降，头已不晕，脚面两溃疡疮面已收敛缩小，效不更方，再续服7剂。

三诊：溃疡面基本愈合，但脚面黑紫色，变化不明显，好在几年的糖尿病造成的脱疽已愈。以后续诊，上方去掉白蒺藜、钩藤、菊花、茺蔚子、苦参诸药，再合入桃红四物汤及有关治疗糖尿病药，3个月，诸证平息，脉管炎未再犯。

按：此案除去治疗高血压的药物外，主要是靠四妙勇安汤和四味健步汤外加黄芪治疗脱疽，即西医称之为脉管炎，多年来我临床运用，效果很好，治好的例子很多，故写此一案介绍之。

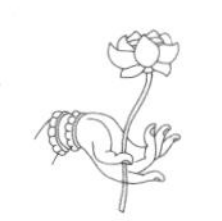

肾虚腰痛

【病案64】王某，男，38岁。2016年8月16日初诊，腰痛3个多月了，找了很多中医治疗，大多诊断为肾虚，吃了不少补肾药不见好转，慕名找到我，要求给予治疗。此人面白皙，舌胖大，质淡，苔白腻，脉象两尺沉弱，腰酸沉痛，阳事不佳，饮食二便基本正常。中医辨证为肾阳火衰，寒湿停注。

二仙汤合肾着汤加减

［组成］淫羊藿50g　仙　茅15g　巴戟天12g　茯　苓60g
干　姜30g　白　术100g　生甘草30g　丹　参30g
仙鹤草25g　七叶莲15g　骨碎补15g
制乳香、制没药各12g

［用法］10剂。水煎服，每日3次。

1周后反馈告知，腰已经不痛了，效不更方。续服10剂巩固善后。

按：此案治疗起来并不复杂，典型的肾着汤方证，兼有肾虚，只要抓住主证用方，稍微调整即可。不必大量用补肾药去治疗，临床上不能一见腰痛就用六味地黄丸，或壮腰健肾，要针对病因去治疗，才能收到好的效果。

【病案65】周某，女，28岁。腰痛半月不愈，求治中医。此人面白，略瘦，自诉腰痛如折，口干咽痛，易感冒，这几天正打针，嗓子发炎红肿热痛，不见好转，1个月前曾作流产手术，头晕无力，同房时阴道干涩，舌红苔薄，脉寸关浮滑，左尺尤为沉弱无力，几近无有，饮食尚可，大小便正常。辨证为肝肾阴虚，相火僭越。

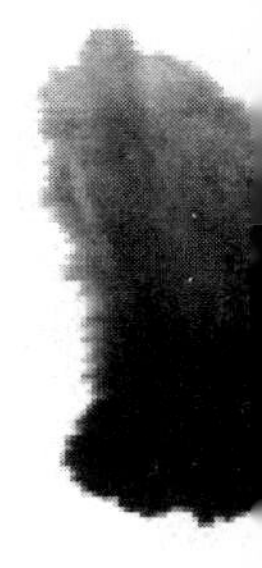

处　方

［组成］生、熟地黄各25g　麦　冬30g　玄　参50g
白　芍15g　浙贝母15g　牡丹皮15g　连　翘45g
忍冬藤30g　薄　荷10g　菟丝子30g　杜　仲30g
续　断30g　枸　杞30g　当　归50g
山茱萸30g

［用法］5剂。水煎服，每日3次。

1周后复诊，嗓子已不干痛，腰痛减轻，服药期间大便稀溏，每日3～4次。上方减连翘、忍冬藤、薄荷、白芍、浙贝母。菟丝子加至50g，再加怀山药30g，怀牛膝12g，5剂。

三诊：腰已不痛，阴道干涩好转，效不更方，上方加入肉苁蓉、蛇床子，又5剂，诸证消失。

按：此案分两步治疗，第一步，用养阴清肺汤兼加补肾及解毒，重点药为玄参、连翘、忍冬藤、浙贝母。第二步，虚火平定，峻填肾阴，重点药为菟丝子、杜仲、枸杞、当归、地黄。这里特别要提及的是菟丝子这味药，补肾，具有类雌激素作用，对于阴道干涩有特效，连续用一段时间，上述症状就会显著改善。临床上屡用屡效，其他均为针对病机用药。

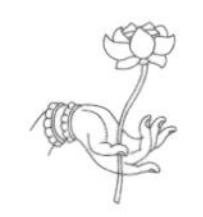

腰椎间盘突出症

【病案66】吕某，女，76岁。腰腿痛长达半年，现已佝偻直不起腰。曾住院治疗，拍片和CT诊断为腰椎间盘突出，压迫神经造成腰腿疼痛。住院期间曾予牵引治疗无效，因为还有糖尿病高血压等病，故也未能手术。出院后又到某盲人诊所进行了推拿按摩，不但不起效，疼痛又加重，无奈经人介绍转诊于余。

此人胖、白皙，弯着腰，不敢活动。舌淡苔白，脉浮滑略数，尺不足，饮食二便基本正常。辨证为年老体弱，肾精不足，外感寒湿，经脉瘀滞。治宜补肾强精，祛风除湿，活血通络。

平痛壮腰丸

［组成］独活 45g　桑寄生 30g　杜仲 30g　牛膝 30g　细辛 30g　麻黄 30g　秦艽 30g　茯苓 30g　肉桂 30g　防风 30g　川芎 30g　人参 30g　甘草 30g　当归 30g　芍药 30g　土鳖虫 30g　干地黄 30g　骨碎补 30g　金毛狗脊 30g　上等血竭 15g　鹿茸 15g　小白花蛇 5 条

［用法］每日 3 次。

10 日后患者家属电话告诉我，吃了 1 周后就不痛了，但还是酸困无力，腰略微能直起一点了，老人很高兴。我说继续用，坚持把 1 个疗程（50 日）服完。后患者电告，吃了 1 个月后腰就彻底不痛了，人也有劲了，腰又直起来，可扬眉吐气了，问还需要再吃药么？答曰：不用了。可食疗经常多吃红烧龙骨。

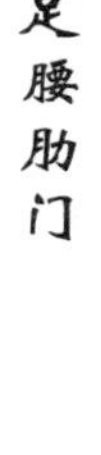

按：腰椎间盘突出症临床上比较多见常见，年老的有，年轻的也有，我基本上都是以“平痛壮腰丸”治疗，效果都很好。原先此症是用汤药，要求服一段时间，但是很多患者嫌药难喝，不能坚持，所以我就将汤药精化为水蜜丸，这样一来吃起来方便，所有人都能接受，只要坚持一个疗程，都能收到如期效果。此方并没有什么特别的地方，就是以名方独活寄生汤为主加减而成。该方集补肾强骨，祛风除湿，活血镇痛于一体，标本兼治。

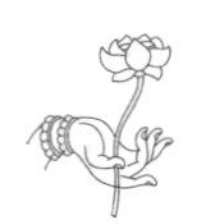

浅静脉炎

【病案 67】韩某，女，27 岁。患胸肋部血栓性浅静脉炎，输液治疗半月余，无效，遂求治于中医。其左乳房下，胸肋部有一两寸长隆起长条，抚摸起来疼痛不已，外观不红。舌微红，苔薄白。饮食二便基本正常。中医辨证为脉痹。治宜疏肝理气，活血通络。

复元活血汤合活络效灵丹加减

[组成] 大　黄 10g　甘　草 10g　柴　胡 15g
当　归 15g　天花粉 15g　炮穿山甲 10g
桃　仁 12g　红　花 12g　丹　参 25g
制乳香 6g　制没药 6g　连　翘 30g
路路通 10g　丝瓜络 10g　升　麻 12g
赤　芍 10g

[用法] 5 剂。水煎服，每日 3 次。

1 周后，复诊时，胸肋部条形隆起物消失。患处已不痛。痊愈。

按：此证辨起来不难，但是治疗起来不易。关键是要找到有效方子。积多年经验，我认为复元活血汤合活络效灵丹最为有效。复元活血汤活血散结，且行上部；活络效灵丹通络止痛；升麻，大黄，连翘等清热祛毒。上述各药，协同配合，直达患处，疏肝理气，活血通络，故见效神速。

失精阴痿门

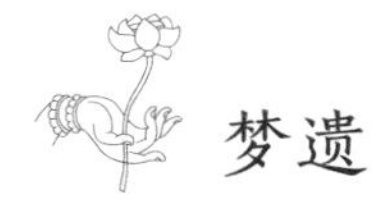

梦遗

【病案68】张某，男，41岁。自诉最近几个月，夜间梦遗频繁，每周3～4次，搞得人白天无精打采，心神恍惚，记忆力下降。西医无药治疗，求助中医。此人舌微红，苔薄白，略显干。脉弦细有力，尤其是尺脉更甚。问诊：口苦，眠差，腰酸困，特别是手脚心常年发烫，心中烦躁，面有烘热，饮食二便基本正常。中医辨证，肾阴精亏，虚火外透。

知柏地黄汤合三物黄芩汤加减

［组成］知　母15g　黄　柏15g　生地黄45g　山茱萸30g
山　药30g　茯　神30g　泽　泻30g　牡丹皮15g
锁　阳50g　金樱子30g　生龙骨、生牡蛎各45g
珍珠母45g　龙　齿25g　苦　参15g　黄　芩15g
地骨皮30g　枇杷叶15g　紫苏子15g
首乌藤60g

［用法］7剂。水煎服，每日3次。

1周后复诊，大效。服药后，1周仅梦遗一次，睡眠多梦有所改善，手脚心发热减轻，脸已不红热，效不更方，上方减枇杷叶、苏子续服7剂，诸症消失。

按：此案辨证并不困难，一般中医都不会误诊，关键在于用对用好用足量方子和药。此案，知柏地黄汤滋肾阴，清相火；三物黄芩汤专治手脚心发热；枇杷叶、苏子、牡丹皮、地骨皮降火下行，去面热发红；锁阳、金樱子、生龙骨、生牡蛎敛阳固精；珍珠母、首乌藤镇静安神；龙齿清心镇神。全方针对病机，丝丝入扣，故收效较速。特别指出的是锁阳、金樱子、生龙骨、生牡蛎敛阳固精量一定要给足，少了不行，这是我的经验体会。

【病案69】古某，男，32岁。网诊，中等身高，白胖，最近一段时间，明显出现腿酸软无力，气不足，耳鸣加重，尿频。每次都是梦里出现性交或者黄色画面刺激，导致梦遗。梦多而长。现在晚上睡觉提心吊胆。辨证为肾精不足，相火内动。

处　方

［组成］熟地黄30g　生地黄30g　巴戟天30g
茯　神30g　北五味15g　生甘草10g
黄　柏30g　知　母30g　怀牛膝10g
肉　桂10g　徐长卿15g　石菖蒲15g
制附子3g　杜　仲30g　续　断30g
锁　阳30g　麦　冬30g

［用法］10剂。水煎服，每日3次。

患者反馈，10剂药已经吃完，遗精完全止住，尿频也改善了。腿还是酸软无力，睡眠浅，梦多。人易累，每天不兴奋。饮食大便都还好。效不更方，续服原方10剂，诸症平息。

按：此案辨证不复杂，关键在用方。我用大剂引火汤合滋肾丸加减，添精补肾，平抑相火，镇静收敛，引火归元。徐长卿专治鬼怪狐惑，石菖蒲开窍平鸣，锁阳秘精固泄。全方紧扣病机，巧用专药，标本兼治，故收效较著。

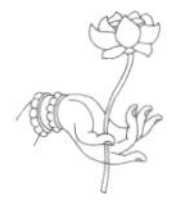

精子不足

去年曾治一例不孕不育案，最近已十月怀胎，一朝分娩，一男婴平安降世。父母甚喜，特来报喜，邀满月赴喜宴。借此机会，翻出案底，写出此案。

【病案70】患者（已知患不育症）来找我时，并未要求专治不育，而是治痛风，因其母是我的忠实病号，曾几次向我提出治疗她儿子的病。人已年过四十岁，特想要一个自己的孩子（早年领养一子，现已6岁了），我答之，那就请你儿子来一趟，看看啥原因。

而后该患者来告之，精子成活率太低，不足30%。看了很多中西医，一直没有效果，现已经放弃了。要求我给治疗一下痛风。我说可以，此人白净，身高1.78米左右，很帅，最近检查化验，有痛风，右脚大趾痛，小便略黄，大便常年稀溏，腰酸痛，经常乏困，饮食尚可，舌淡苔白水滑，脉浮濡无力，双尺尤沉弱无力。辨证为脾肾阳虚，水毒壅塞。

处方：真武汤合痛风专方。

四十余天治愈。患者大喜，看到中医疗效这么好，信心大增，提出治一下不育症，我说可以。因有前一段治疗，我对其的身体状况已了解，结合我过去治疗此类病的经验，所以还是有一定的把握的。

鉴于前一阵治疗，服汤药时间太长，患者有些不想喝了，且要工作也不方便。我就开了几种丸药：左归丸、右归丸、五子慾宗丸。每天，五子慾宗丸搭配左归丸、右归丸中的一种，交替服用。

3个月后，告之，自从服这些药后，人不乏了，腰也不酸困痛了，精神也很充沛。至此，我要求其再化验一次精子成活率，结果达到70%以上，于是我对其说，争取在妻子排卵期进行同房。两月后，患者跑来告之，妻子怀孕了，B超检查已见孕囊着床，喜色溢于言表。但告之，这两天有点见红，甚恐，怕保不住胎，我说不要害怕，令其服保胎用的猪肾汤，此后，一路平安，直至本文前叙之结果。

按：对于不孕不育症的治疗，凡是偏于肾虚的（除去器质性病变的），不分男女，我一般都是用左右归丸和五子慾宗丸治疗，大量重剂，补肾填精，效果相当好，大多数都可以达到满意结果，怀孕生子。同时，在使用上述药物时，还有个诀窍，也透露给大家吧。这就是药丸要加倍服用，我用的是浓缩丸，且要交替服用，以达到阴中求阳，阳中求阴，阴阳平衡。最好坚持服用3～6个月。

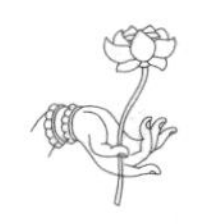

阳痿不振

【病案71】关某，男，40岁。新婚不久，阳事不举，用了不少补肾壮阳的药物，越补越痿，心情郁闷，焦急烦躁，托朋友找到我处，要求中医治疗。此人1.75米左右，面略黑红，稍胖，舌红苔腻，脉弦滑，饮食正常，小便略黄，大便溏泻。自诉，新婚不长时间，出现房事不振，阳痿疲弱，要求赶快解决这个大事，年龄大了想要孩子。辨证为湿热下注，脉阻阴痿。

四逆散合甘露消毒丹加减

［组成］柴　胡 15g　枳　壳 12g　白　芍 15g　甘　草 10g
藿　香 10g　白豆蔻 10g　石菖蒲 12g　滑　石 30g
茵　陈 30g　木　通 10g　黄　芩 30g
连　翘 45g　浙贝母 30g　薄　荷 10g
射　干 12g　晚蚕沙 30g

［用法］7 剂。水煎服。

1 周后，复诊：舌淡红，苔已不腻，脉滑软。余证变化不大，续服 7 剂。

三诊：舌淡红，苔正常，出现晨勃，好现象，上方调整。

四逆散加减

［组成］柴　胡 15g　枳　壳 12g　白　芍 15g　甘　草 10g
蜈　蚣 2 条　生水蛭 10g　当　归 15g
阳起石 60g　淫羊藿 30g　枸　杞 30g

［用法］7 剂。水煎服。

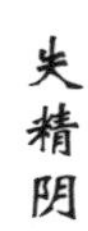

四诊：一进门就报告，已能挺起，问能否同房？我说不着急，再吃完这7剂药，就可以了。1周后电告，房事已正常，停药，追访痊愈。

按：阳痿一证，司空见惯的是西医伟哥，中医壮阳。以这种思路治病，虽说能误打误撞上，但疗效不高。中医治病一定要抓住病机，有针对性才能取效。此案是湿热下注，厥阴郁滞，故取四逆散疏肝理气，甘露消毒丹清热利湿，病因一除，肝肾阴虚显现，再调补阴阳，即收速效。在此要说的是，中医治病一定要抓住病机，去解决矛盾，不要不做分析，一见阳痿就大剂温补，犯实实之戒。阳痿一证，临床上，老年多虚，青年多实，很常见，所以要多动脑，以证为准，施方用药，才能取得很好的疗效。

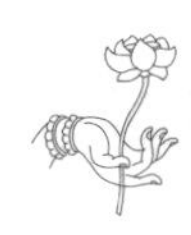

“三高”阳痿

【病案72】刘某，男，38岁。某建筑公司老总，通过朋友介绍找到我，请帮忙解决一下性欲问题。此人胖高大，面白圆润，按脉滑实有力，舌淡苔腻，手掌肥厚，红斑相间，头发油腻，易乏易困，饮食二便基本正常。现在虽说事业有成，但总是高兴不起来，沮丧地对我说，当前主要是房事不行，不是早泄就是阳痿，也没有太大兴趣，最近越发严重，夫人很有意见。我听后一笑，曰：此是富贵病，吃的好东西太多了，加之房事太频造成的。好解决。患者听后很高兴，问真的吗？我说是的。

起痿丸和强力降脂丹

［组成］牛黄粉、三七、水蛭、何首乌、穿山甲、西洋参、蜈蚣、鹿茸、玛卡、当归、高丽参、阳起石等。

［用法］交替服用。

10日后，来电告诉我，你的药真好使，我现在已经有性欲了，而且又能同房了，但是时间还有些短。我告知，不要着急，性事也不要太多，刚恢复，要休息养生，只有这样才能持久。刘总听之，说一定照办，一月后又见面，说现在都好了，一切正常，老婆也不提意见了。真的好好谢谢你，哪天请你吃饭。我莞尔一笑，了之。

按：此证虽说阳痿较严重，但是病因比较单纯，肥胖多脂，中医称为痰瘀阻络，宗筋不举。治宜行气化痰，通络起阳。化痰用强力降脂丹（牛黄粉、三七、水蛭、何首乌、穿山甲、西洋参等），起阳用起痿丸（蜈蚣、水蛭、鹿茸、玛卡、当归、高丽参、阳起石等），双管齐下，故见速效。此证患者因有痰瘀，故要同时降脂化痰，才能保证疗效。对于单纯肾虚亏损者，可以光用起痿丸，温补肾精，兴阳起痿。

曾有一中年妇女，来电与我诉说苦恼，其夫阳痿不举，几个月不能同房一次，求我想想办法。我听其言甚戚甚苦，答应为其夫治疗，开一个疗程的起痿丸，服用1周后，她打电话告诉我，以后有机会要来西安当面向我道谢。我答曰：不用了，只要你们幸福，我就高兴。

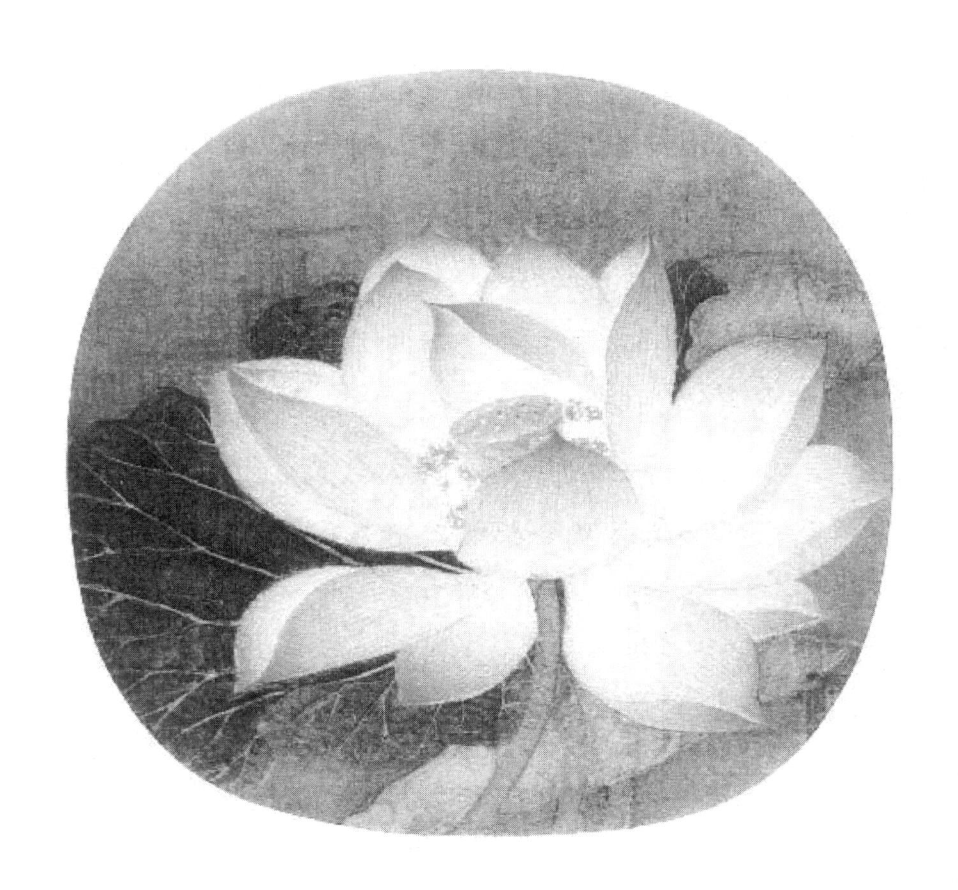

妇人门

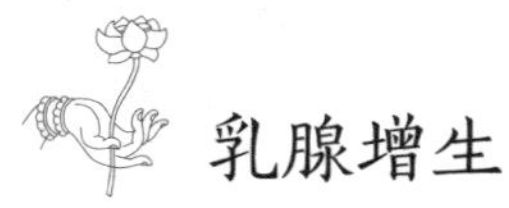

乳腺增生

【病案 73】杨某，女，18 岁。因右乳房肿块就诊。2015 年 11 月读高中时发现右乳房肿块，在平顶山市中医院就诊，尚未做西医病理诊断，陆续吃中药治疗 1 年多，效果不显。故前来我处就诊。

此患者中等体貌，面色白，性格内向，乳房触及两肿块，大如鸡蛋伴腋下淋巴结肿大有痛经史，月经按期来，色暗，无血块。睡眠一般。饮食二便基本正常，舌质淡、苔薄白。脉右沉弱、左弦滑。辨证：肝郁化火，痰凝气滞。

消瘰丸合柴胡疏肝散加减

［组成］柴　胡 12g　香　附 10g　郁　金 12g
青　皮 12g　夏枯草 30g　浙贝母 15g
生牡蛎 15g　海　藻 30g　生甘草 30g
炒僵蚕 10g　蚤　休 15g　全蝎（研末冲服）3g
蜈　蚣（研末冲服）3g　露蜂房 10g
莪　术 15g　仙鹤草 30g　苍　术 15g

厚　朴 15g　　　生麻黄 10g　　　白芥子 30g

益母草 30g

［用法］10 剂。水煎服，分 3 次服。

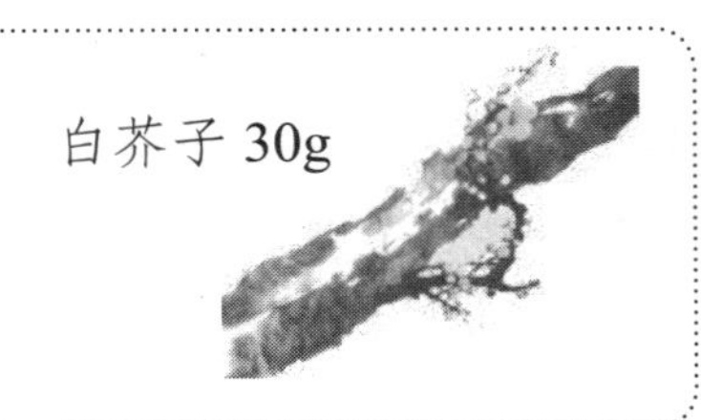

10 剂药服完后，患者母亲微信反馈乳房下肿块已经有两指头大且分离，患者自身感觉良好。

程奕斐、胡洋按：乳房为肝经循行必经之处，若肝气郁结，势必导致体内气血不畅，形成瘀滞并积聚在乳房，轻则引起涨满、疼痛，长期积累可形成肿块，引发乳腺炎、乳腺增生、乳腺纤维瘤、乳腺囊肿、乳腺癌等。

此患者为年轻女性，面诊相互交谈时语声低微，眉头低垂，问一句答一句，中等身高，面色白，舌淡苔白，脉弦滑。追问其母，此女平日性格内向，言语较少。此患者大学生，性情偏抑郁，加之学业生活压力过大，情志不遂，内外因交困，形成恶性循环，一派肝郁之症。肝郁日久，痰瘀互结，经气不利，乳房结块，触诊肿块较硬，移动性稍差，且有腋下淋巴结肿大，该患者虽为青少年，但肿块形成非一朝一夕所致，若不及时控制，日久恐邪气深入，有癌变之风险，好在患者年轻，体质盛壮，正气不虚，"实则泻之""郁则发之"，非舒肝解郁和重剂消散之品解决不可。

用柴胡疏肝散合消瘰丸加减。方中柴胡、香附、青皮、郁金舒肝解郁；苍术、厚朴燥湿化痰；炒僵蚕、浙贝母、生牡蛎、海藻、莪术、夏枯草等大队消肿散结之品齐用，药大力专，可使有形之结块消散于无形；腋下淋巴结肿大，西医多视为邻近组织器官感染之征象，故用蚤休一味，既清热解毒消肿，又可攻逐癥瘕结块，且现代研究发现蚤休有较强的抗肿瘤作用，防止癌变，一药三用；生甘草清热解毒；露蜂房为消散乳房肿块之专药（详见《用药传奇》，此不再赘述）；白芥子、麻黄具通达散结之性，引领诸药直达病所，使诸药易于为功；全蝎、蜈蚣剔络搜毒散结；仙鹤草扶助正气；全方妙在益母草一味，乳房为肝经所过之处，临床常见肝郁患者乳房胀痛结块之症随月经周期消长，故用之配合香附、柴胡、青皮等活血调经；且肝为将军之脏，其性暴烈，柴胡、香附等舒肝药物用量较轻，寓“达之”“发之”之意。王师处方时言：服药后结块当先分离、变软，后消散，根据患者服药一段时间后的反应，诚如师言。

【病案74】赵某，女，32岁，河南省漯河人。患乳腺增生已3年，吃过很多中药，并贴过某专科专治乳腺增生的膏药仍然无效，还引起了乳房过敏。恰逢我在此地出诊，便过来求治。此人面略黄，不胖，脸上有浅淡褐色斑，舌淡红苔薄白，脉右浮濡，左浮滑，平时性格稍有急躁，月经量偏少，无带下之症，饮食二便基本正常。检查乳房右侧，内上限区有鸡蛋大小包块，外下限区有一鸽子蛋大小的不规则包块，质地不硬，边缘清楚；乳房左侧，内上限有一鸡蛋大小的，近似椭圆形的包块，质地不硬，边缘基本清晰。每月来月经时都胀痛，平时略有疼痛不适。由于患病时间较长，害怕癌变，常有心情不悦。我告知，此病不用害怕，一般不会转成乳腺癌。这是西医称为的内分泌失调造成的，中医学认为是肝气不疏，痰湿郁结。我给你开个方子，吃一段时间就会好的。

乳消丹

［组成］柴　胡10g　枳　壳10g　白　芍10g　陈　皮30g
麻　黄3g　甘　草10g　醋香附12g　制半夏30g
石龙子30g　鹿角片10g　川贝母10g
金铃子10g　露蜂房12g

［用法］每日3次，1次6g。

1个月后复诊，患者高兴地报告，这药真灵，吃完1周后，乳房就不痛了，现在两侧增生大包块已缩小2/3之多，小的已经没有了，这是以往吃药没有见过的，速度真快，把人高兴死了。我说可以继续吃，很快就会好的。

半个月后该女士电告，乳房再没有痛过，包块基本上已没有了，病告痊愈。

按：此病临床上很常见，诊断也很容易，但治疗起来并不是很容易，中医都知道这是肝气不疏，痰湿郁结，关键就在于没有找到有效的中药和方子。我经过多年的摸索和借鉴有关名医的经验，组成了这么个方子，临床使用效果还是很显著的，故写出来，希望大家使用。

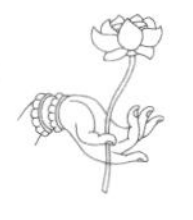

急性乳痈

【病案75】杨某，女，30岁。2018年2月22日就诊。中等身高，面略暗黄，产后1个月，发热近1周左右，乳房胀痛，检查双乳胀满，左乳房右侧红肿发热，乳汁流通不畅，脉弦滑有力，舌淡苔白，饮食二便基本正常。中医诊断为急性乳痈，西医诊断为急性乳腺炎。辨证为阳明热盛，乳腺郁结。

竹叶石膏汤加减

［组成］淡竹叶15g　生石膏50g　北沙参30g
蒲公英50g　连　翘30g　夏枯草30g
生甘草30g　金银花200g　穿山甲3g

［用法］1剂。加黄酒150ml同煮，水煎服，每日3次。

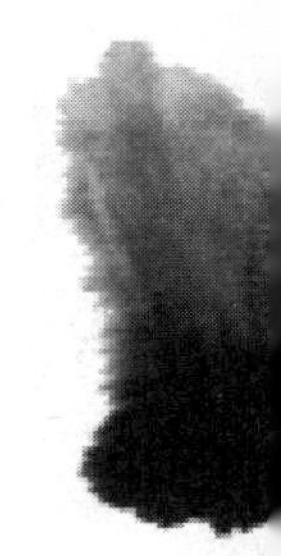

1 日后，热退，乳腺肿胀开始松软。但腹泻 5 ～ 6 次。

处　方

［组成］淡竹叶 10g　　北沙参 15g　　蒲公英 25g
　　　　连　翘 15g　　夏枯草 15g　　生甘草 15g
　　　　金银花 100g　　穿山甲 1.5g

［用法］2 剂。加黄酒 150ml 同煮，水煎服，每日 3 次。

2 月 25 日追访，药喝完痊愈。

按：此案之所以治愈这么快，关键在识证准，用药狠，治疗及时。因是产后，气血虚。故用竹叶石膏汤加减，清中有补。但仍然出现药后腹泻，所以二诊中病即止，去掉石膏。药量减半，继续清热散结。功到自然成。此案中点睛之笔在于金银花的重用，读者不可不知，这是治疗各种痈证的要药，也是我的习惯用药，在临床中屡试不爽。

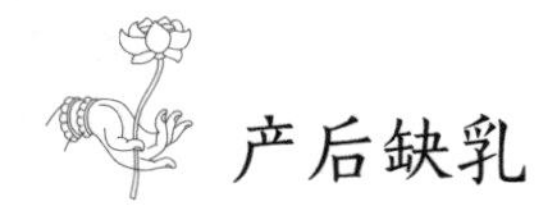

产后缺乳

【病案 76】涂某，女，25 岁。产后 1 周奶水不足，小孩饿得哇哇乱叫，其婆婆找到我要求开些下奶药。该妇中等身材，肤白，舌淡苔薄白，脉浮濡，检查乳房不肥大松弛。饮食二便基本正常。辨证为气血不足，阳明胃虚。

处 方

[组成] 生黄芪 30g 当 归 60g 龙 眼 30g
川 芎 6g 赤 芍 6g 熟地黄 60g
菟丝子 30g 白 芷 30g 炮穿山甲 10g
王不留行 15g 皂 刺 30g 砂 仁 6g

[用法] 3 剂。水煎服，每日 4 次，配合猪蹄煲汤饮用。

3 日后，乳汁如泉涌，小儿饱饮安静。

按：此案为气血不足，鉴别之关键为乳房松弛不饱满，临床上还有一种情况与此相反，乳房饱满乳汁不下，为郁滞，治法与此不同，读者勿不辨证而照搬。虚者补之，当归补血汤，四物汤，外加通乳常规药，俗语有云，“穿山甲，王不留，妇人服了乳常流”。菟丝子补肾生精，白芷阳明用药为通乳验方，皂刺加强通透，全方以补为主，兼用通疏，辨证准确，药到病除。

◎网友交流

某网友：我的经历是有气血不足者重用熟地黄最为关键。可用黄芪（要很大片香气浓的那种）30g，花生米（要光滑吃起来香甜可口的）120g，通草 15g，加猪手中下段，水可以多些(以能分 2 次喝完最佳)，先把药煲开了再把猪蹄放进去，置于高压锅里煲最佳。如果产妇气魄很差者黄芪可加至 60g。喝汤后要尽量多吃花生米！！！

按：通常产妇产后出汗较多，阴液无固，加上产后气血大亏；所以产后 7 日内开奶发奶以益气敛阴为主，佐以养血通络。上方中重用黄芪益气敛阴兼有通全身筋络的作用，而花生米本是天然的促乳佳品（能食而乳少者仅仅适量多吃生花生米即有奇效）。

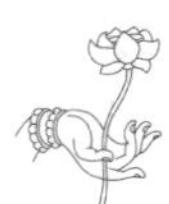

妊娠恶阻

【病案 77】骆某，女，25 岁。怀孕 3 个月，近 1 周来频繁干呕，坐车头晕，饭吃不下，痛苦不堪。察舌淡苔薄，脉关滑软，以往贫血，血压低，大便正常。

桂枝汤合小半夏汤

［组成］桂　枝 30g　　白　芍 30g　　生半夏 30g
　　　　生　姜 10 片　甘　草 15g
　　　　大　枣（切）6 枚

［用法］3 剂。水煎服，每日 3 次。

3 日后复诊，呕止，少纳差，上方加焦山楂、焦麦芽、焦神曲二剂，服后诸证平息，痊愈。

按：《伤寒论》妇人妊娠病脉证并治第二十篇谈到，师曰："妇人得平脉，阴脉小弱，其人渴，不能食，无寒热，名妊娠，桂枝汤主之。法六十日当有此症……"此是孕妇常见之证，医圣张仲景早有论述并出方治之。但是观临床上很少有医生用桂枝汤治之，更不要说再加半夏。致使一张效方被埋没。我临床多年治孕妇呕吐多用此方甚效，常收一剂知，二剂已之效。其实这个方子很安全，多数药不过寻常之物，生姜肉桂调冲降逆，大枣补血生津，白芍甘草敛阴缓急，半夏煮熟犹如芋头。何来害之？所以劝君大胆用之，以恢复经方神效。

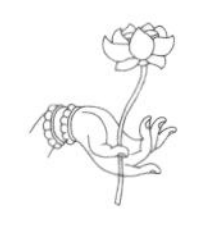

月经量少

【病案78】裘某，女，28岁，2017年12月5日初诊。叙述：月经量少已有1年多了，每次2～3日就结束了，不孕。此人头痛，眠差，梦多，腰痛。饮食二便尚可，脉滑微数，舌淡红苔薄。辨证为血亏肾虚，心肾不交。

当归补血汤合四物汤加减

［组成］生黄芪45g　当　归25g　川　芎30g　白　芍30g
熟地黄45g　杜　仲30g　续　断30g　菟丝子30g
鸡血藤15g　陈　皮10g　细　辛3g　生麻黄6g
香附子10g　甜叶菊1g　生　姜6片
大　枣3枚

［用法］7剂。水煎服，每日3次。

12月21日复诊，头痛和腰痛已愈，月经未来，仍然梦多，脉浮滑，舌淡苔白。

当归补血汤合四物汤加减

［组成］生黄芪45g　当　归25g　川　芎10g　白　芍15g
熟地黄45g　杜　仲30g　益母草30g　菟丝子30g
鸡血藤30g　陈　皮10g　细　辛3g　生麻黄6g

香附子 15g　白　术 15g　甘叶菊 2g
生　姜 10 片　大　枣 3 枚
[用法] 7 剂。水煎服，每日 3 次。

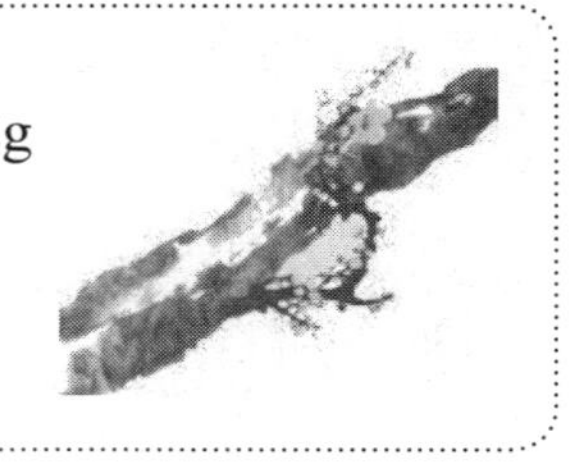

之后，患者反馈，月经已来，量比以往略多。梦少了。继续调整。

按：一诊血虚肾亏故用重剂峻补，生黄芪、当归、川芎、白芍、熟地黄、杜仲、续断、菟丝子，兼活血通瘀。川芎、白芍重用治头痛，二诊时头痛已愈，所以减量，腰痛消失去续断，继续加益母草补肾生精，增强雌激素水平，所以月经量有所增加。两诊已经达到效果，效不更方，继续。

徐飞按：此病患，头痛，眠差多梦，月经稀少分明一派厥阴血亏之症。厥阴肝经循阴器抵小腹，过胸胁入巅顶。肝血充足则能上行生乳，下行生经，肝血一虚则下难生经。肝又藏魂，肝血不足则魂不收藏，徒生焦躁，自然失眠多梦。肝血一燥，龙雷之火自然上冲巅顶而痛。四物汤为养肝之神品，当归补血汤又为补血之圣剂，合而用之如滂沱之滋，大润肝木之燥。肝为将军之官其性最急，血燥既久易化生郁结，故以香附、陈皮开郁。经云“诸气膹郁，皆属于肺”，以麻黄、细辛宣扬肺气，则肝郁更易散也。病患又有腰痛之楚，选药杜仲，续断，菟丝之类既能补肾强腰镇痛，又可增添雌激素以助化经。方中鸡血藤应用尤佳，与四物汤养血活血交相呼应。待精血已足，头痛腰痛得除，此乃箭在弦上，故予二诊之时添入益母草适时击发，尽行逐下经血，如此除旧迎新，则胞宫焕然一新，方可纳精受妊也。

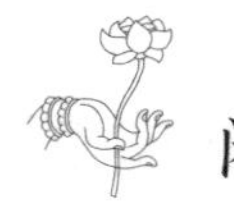

闭经

【病案 79】 孙某，女，45 岁。月经一直正常规律，最近连续三个月未来月经，求诊中医，问曰：是不是绝经了，察舌淡白苔薄，脉滑中带涩。饮食、二便正常，无更年期诸症。辨为气滞血瘀。

处　方

［组成］生水蛭 10g　桃　仁 15g　生大黄 6g
赤　芍 10g　红　花 6g　香　附 10g
小茴香 15g　生蒲黄 10g　五灵脂 6g

［用法］3 剂。水煎服，每日 3 次。

服完月经即来，后期基本按月而至。

按：闭经一症，临床上分虚实寒热，上案一向月经正常，又无更年期症状，脉滑带涩，基本上属实证，故用行气活血法，其中比较有特色的用药是水蛭。按理说一般不用此药，多用丹参、当归、鸡血藤之类，但我发现在临床上加入水蛭效果更好，祛血生新，不伤正气。兼实偏热加大黄，一能去热，二能通瘀，甚妥。

【病案 80】周某，女，16 岁。闭经 5 个月，下部有异味，西医用黄体酮治疗无效。

此人舌淡苔白，脉浮滑，饮食二便基本正常。中医辨证，痰积血瘀。

当归芍药散加减

［组成］当　归 15g　赤　芍 30g　生白术 12g
泽　泻 15g　川　芎 15g　茯　神 15g
益母草 30g　泽　兰 30g　川牛膝 30g

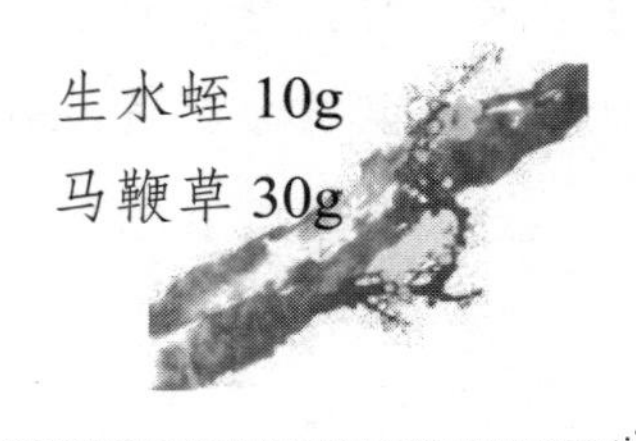

桃　仁 12g　　红　花 12g　　生水蛭 10g
土鳖虫 15g　　醋香附 12g　　马鞭草 30g

［用法］7 剂。水煎服，每日 3 次。

二诊：家人来代开药，电话述说，服药 2 剂以后就来月经，一共 7 日，开始有黑血，之后就变红了，有疼痛感。效不更方，原方加减，做成蜜丸，每粒 10g，前 1 周每天 3 次，每次 1 粒，之后每天 2 次，每次 1 粒。

处　方

［组成］当　归 60g　　生白术 60g　　泽　泻 30g　　川　芎 30g
茯　神 30g　　杜　仲 60g　　丹　参 100g　　鸡内金 60g
益母草 90g　　鸡血藤 90g　　菟丝子 100g　　生黄芩 30g
龟甲胶 30g　　鹿角胶 30g　　香附子 30g
阿　胶 10g　　羊红膻 30g　　赤　芍 30g

［用法］1 剂，制成蜜丸善后。

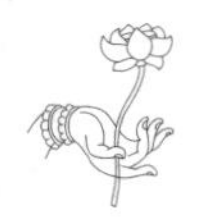

寒滞痛经

【病案 81】白某，女，18 岁，中学生。2011 年 10 月 5 日初诊。患者 14 岁月经初潮，1 年前因月经正值来潮，参加游泳受凉，从此经期后错 7～10 日，每次经前 2 日小腹冷痛，近 3 个月来经行小腹疼痛逐月加重，曾在西医医院治疗半年，开始能临时镇痛，后来无效，以后月经来潮，量少，色黯，挟有小血块，腹痛剧烈，喜温拒按，面色苍白，畏寒肢冷，身出冷汗，呕吐清水，腹泻两次，曾发昏厥，舌质黯有瘀点，苔白腻，脉沉紧。证属寒湿凝滞胞宫，血行不畅，以致腹痛。治宜温经散寒，活血化瘀镇痛。

处方：少腹逐瘀汤加减。

治疗 1 个月，11 月 6 日月经来潮，经量较前增多，色黯转红，血块较少，腹痛未犯，但小腹仍有冷感，为了观察下次月经来潮情况，嘱以后在月经前 3 日再服第一方 3 剂，经后用八珍益母丸，早晚各服一丸，连治 3 个月经周期，随访半年痛经至今未犯。

按：患者适值经潮时，胞宫空虚，阳气不足，下水游泳，寒湿之邪乘虚而入，客于胞宫，血遇寒则凝，血行不畅，故月经量少，色黯有块，小腹痛，喜温喜按，脉沉紧，均为寒湿内阻胞宫，气血瘀滞之象，故方用“少腹逐瘀汤”加减。经前以温经散寒为主，佐以活血祛瘀。经后血去正虚，又用八珍益母丸益气养血暖宫调冲而痛经治愈。

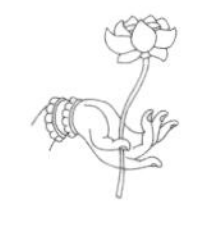

巧克力囊肿

【病案 82】马某，女，32 岁。医院妇科诊断为巧克力囊肿，不孕，中西医治疗多年不效，慕名前来治疗。中等身高，面白皙，略丰满，月经稀少，颜色发黑，来时疼痛，手脚冰凉，舌淡苔白，脉浮滑。饮食二便基本正常。专病专治，温阳利水，活血通瘀。

当归芍药散合少腹逐瘀汤加减

［组成］当归 12g　赤芍 15g　川芎 10g　茯神 12g
白术 12g　泽泻 12g　炙乳香 3g　干姜 10g
肉桂 10g　小茴香 6g　生麻黄 6g　急性子 3g

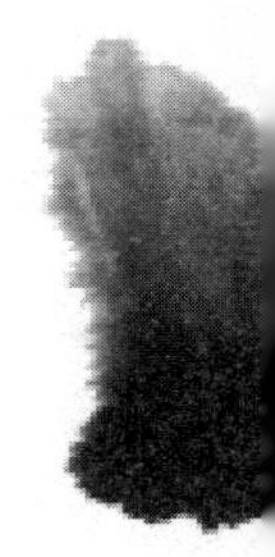

菟丝子30g　野葛根30g　鸡血藤30g　杜　仲15g
益母草30g　穿山甲（研粉冲服）2g
细　辛1g　甜叶菊1g　生　姜10片
大　枣6枚
［用法］10剂。水煎服，每日3次。

3日后月经临至。少腹已不痛了，月经无血块，量较以往明显增多。人感到很舒服，四肢已不感到冰冷了。药后初见成效，上方继续服完，等下次月经正常后，医院检查巧克力囊肿存在否，其间能怀孕更好。我在治疗多囊卵巢综合征和巧克力囊肿患者时大多数出现这种情况。

徐飞按：患者手脚冰凉，舌淡苔白，月经稀发而痛，可知此病乃阳衰寒凝，血阻胞宫之症。又以患者有巧克力囊肿则更显水湿凝结之象。故以当归芍药散辅以鸡血藤养血活血，化瘀利湿，缓急镇痛。再以少腹逐瘀汤逐其寒凝瘀血，复因病患手脚冰凉，阳气难以宣散流通，则配以麻黄、细辛、姜枣之类以宣通营卫之气。如此内外之寒凝皆除，一身之气机皆通，气血瘀涩自难存哉。至于菟丝子、葛根、杜仲、益母草之类乃调理激素之品，尤其益母草一物二用且有活血化瘀之功，此皆西为中用，融会贯通之举也。万事得备，终以急性子、穿山甲点睛之笔，急速击穿其囊肿，非但比类取象，实有至理真功。故疗效速显，仅需3日诸症皆无，怎不使人叹服也，愿其守方继服，如愿得子，以享天伦之乐也。

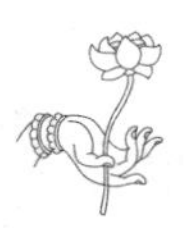

多囊卵巢综合征

【病案83】王某，女，25岁。2014年12月22日诊。医院诊断多囊卵巢综合征，月经不调。此人中等身高，稍胖面白皙，月经时来时不来，舌淡苔白，脉象右沉濡，左玄滑。饮食二便基本正常。中医辨证：肝郁脾虚，气虚痰瘀。

当归芍药散合当归补血汤加减

［组成］生黄芪 30g　当　归 15g　川　芎 15g　赤　芍 30g
茯　神 15g　泽　泻 15g　桂　枝 15g　鸡血藤 30g
重　楼 25g　浙贝母 25g　生麻黄 6g　急性子 6g
淫羊藿 30g　枸　杞 25g　菟丝子 30g　莪　术 12g
三　棱 12g　陈　皮 15g　白　芷 30g　连　翘 25g
蒲公英 30g　忍冬藤 30g　生　姜 6 片
大　枣 6 枚

［用法］20 剂。水煎服，每日 3 次。

20 剂药吃完怀孕，一年后生一男孩，健康。

按：当归芍药散合当归补血汤加桂枝、鸡血藤健脾利湿化痰，活血通络，淫羊藿、枸杞、菟丝子补肾滋阴，用雌激素对抗雄性激素，重楼、浙贝母、生麻黄、急性子、莪术、三棱、陈皮、白芷化痰破结，连翘、蒲公英、忍冬藤清热解毒，因为当时白带发黄有异味，生姜降逆，大枣和中。方证对应，故收效较速。

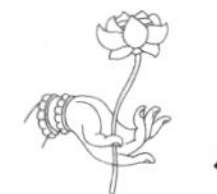

恶露不净

【病案 84】周某，女，31 岁。产后半月，恶露不净，每天流血不止，同时腹泻缺乳，一天中上头吃，下头拉，人疲乏无力，小孩无乳可吃，哭闹不停，吃了不少西药止不住腹泻。无奈，其母找到我，请用中药治疗。

处　方

［组成］生黄芪60g　当　归15g　川　芎15g
红　参15g　茯　苓30g　苍术、白术各30g
仙鹤草100g　鸡血藤30g　桂　枝15g
赤　芍15g　干　姜30g　赤石脂60g
乌　梅30g　焦山楂、焦麦芽、焦神曲各15g
大枣（切）10枚
［用法］5剂。水煎服，每日3次。

1周后，其母告知，腹泻已止，恶露已净，奶水已上来，高兴得喜上眉梢，直夸中医疗效好。

按：此案无特殊之处，完全按中医法则治之。虚者补之，瘀者行之，乱者和之。当归补血汤补血，佛手散加鸡血藤治恶露不净，四君子汤加桂枝汤补中调营卫，桃花汤加乌梅止泻，焦山楂、焦麦芽、焦神曲健胃。全方补气和血，直中病机，故见速效。

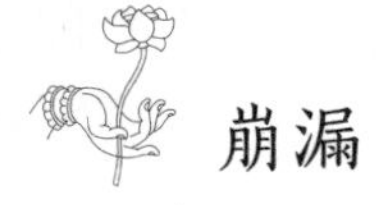

崩漏

【病案85】李某，女，34岁，西电公司职工。2006年6月3日初诊。月经已二十余天不净，量少，色微黑，少腹按压略痛。服功血宁，益母草冲剂不效。特求诊中医。此人略有头晕，面白，声音不大，舌淡，苔薄白，脉沉细，饮食二便一般，余无他证。辨证为气血虚亏，兼有瘀滞。

处　方

［组成］生黄芪30g　当　归30g　生地黄30g　霜桑叶30g
生地榆30g　生贯众30g　白头翁30g　仙鹤草50g
淫羊藿20g　仙　茅10g　巴戟天20g
怀山药15g

［用法］3剂。水煎服，云南白药2瓶配药送服。

3日后，复诊，告之，服药后，前两天经血未止，第三天，突然一阵腹痛，陡然阴道下一核桃大血块，而后，经血戛然而止。

处　方

［组成］生黄芪30g　当　归15g　熟地黄30g　川　芎10g
白　芍20g　仙鹤草60g　仙　茅10g　巴戟天24g
山茱萸30g　怀山药30g　太子参20g
炙甘草15g　鸡血藤20g　生　姜3片
大　枣10枚

［用法］5剂。水煎服。

善后，痊愈。

按：此案治疗并无出奇治法。秉承我治疗功血证的一贯效方，用傅青主治老年血崩的效方，加减当归补血汤，并以此为主，青年加入清热凉血之药，中年加入疏肝通瘀之品，老年加入滋补肝肾之味。所要说的一点是，此证为虚中夹实，其要点是，少腹按压又微痛，切记这一点，尤为关键，也是认证的法眼。所以用药中不可一味光补不活。此案我在补中涩止里，特意加入活血之品云南白药，事实证明，此病服药后下一大血块，经血戛然而止。证对药准，故愈。

【病案 86】张某，女，37 岁。月经淋沥不尽半年有余，西医妇科诊断为功能性子宫出血，中西医用药多种仍然不止，特慕名前来就诊。此人中等身材，偏瘦，面色略红，月经每次量大，且持续半个月之久，这次已经十余天了，还未停止，并伴有头晕。寸脉浮大尺弱，舌淡苔白。饮食一般，大便便头硬。辨证为虚热崩漏。治宜凉血止血化瘀，益气补血固脱。

处 方

［组成］生黄芪 30g 生地黄 30g 当 归 30g 霜桑叶 30g
三七块 10g 仙鹤草 60g 白头翁 30g 生地榆 30g
生龙骨、生牡蛎各 30g 蒲公英 30g 生大黄 10g
卷 柏 30g 生白术 30g 地骨皮 15g

［用法］7 剂。水煎服，每日 3 次。

二诊：患者反馈服药 3 剂后，崩漏已止。

王朝按：崩漏是妇科常见病之一，是指经血非时而至，或暴下不止，或淋漓不尽，前者称崩中，后者称漏下。崩漏亦是疑难急重之证，历代医家在此方面论述颇多，其中著名的“塞流、澄源、复旧”三步法为临床广泛采用。

王幸福老师根据多年临床经验总结，认为治疗崩漏不能死守上述三步，应因时因人而异区别对待，提出“青年妇女多血热、中年妇女多郁瘀、老年妇女多虚损”。崩漏病机主要为冲任损伤，不能制约经血，致子宫藏泻失常。究其病因有虚实寒热之分，虚证的重点是气虚，气虚不能摄血，而致血崩血漏；实证以血热最为常见，邪热迫血妄行，轻则为漏，甚则为崩。此患者崩漏时间长达半年之久，久病多虚，久病多瘀，可谓是虚实夹杂，亦虚亦实，本虚标实之证。《本草纲目》中云："急则治其标，缓则治其本"，本病的当务之急是迅速止血，而后再图其本。

治疗以凉血、止血、化瘀、益气、补血、固脱为主。崩漏血失固摄，气随血脱，方中用黄芪补气摄血，当归补血活血，两者合用亦有当归补血汤"有形之血不能速生，无形之气所当急固"之意。方中生地黄、桑叶、白头翁、地榆、蒲公英、地骨皮皆有凉血止血之功。不同在于生地黄、桑叶能够滋阴润燥养血，能制约归芪之甘温；白头翁、蒲公英清热解毒以止血。三七、卷柏活血通经、化瘀止血，正所谓"瘀血不去，血不归经，新血不生"。白术健脾益气，补中气而固脱，生用且有润肠通便作用。龙骨、牡蛎、仙鹤草则取其收敛固涩之力以疗崩漏。纵观全方集"塞流、澄源、复旧"于一体，以治标为主，辅以固本，标本兼顾。

【病案87】刘某，女，40岁。这是一例电话远程指导治疗的病例，患者在黑龙江，崩漏，1个月，经血淋漓不断，时多时少，人也虚弱无力，连上下楼的力气都没有了，头晕，心悸，纳少，恶心，大小便尚可，脉舌象不明。西医西药止血无效，很是恐慌，经人介绍不远千里电话求治。崩漏这么长时间，尽管没有面诊，根据口述症状，基本可以判断为气血虚亏，拟补气敛涩，双管齐下。

处方

［组成］生黄芪60g　　当　归30g　　生地黄30g
白　芍100g　　藕　节30g　　生地榆60g
生龙骨30g　　生牡蛎30g　　仙鹤草50g
乌　梅30g

［用法］3剂。水煎服，每日3次。

3日后电话复诊，告之，吃完药，下血稍有减少，但恶心呕吐，小腹下坠。令其加姜半夏30g，生姜10片，再服一剂，后来述，仍然恶心，想吐，吐不出来很难受。我认为是虚得太厉害，胃气偏弱，药轻病重。

处　方

［组成］生黄芪120g　当　归30g　白　芍100g　桑　叶30g
　　　　生地榆60g　红　参15g　仙鹤草50g
　　　　乌　梅30g　大　枣（切）10枚
［用法］2剂。水煎服，每日3次。

2日后再诊，言之，血大量减少，但还不净，时有时无，量不多，人稍有精神。说明此方已见效，略为调整，击鼓再进，上方白芍毕竟偏寒，减量为60g。再加海螵蛸15g，进一步固涩，加陈皮10g，焦山楂、焦麦芽、焦神曲各15g，生姜6片，调胃。水煎服，每日3次。2日后电告于我，血已完全止住，无血了。但人还是虚，没劲。此为虚亏的时间太长，气易补，血难复，令其将人参归脾丸合左归丸，倍量服用，坚持服1个月，善后。

按：此患者无疑属于崩漏，即西医称的功血较重的病了，西医止血药无效，欲行清宫术，患者未允，求治中医，8剂药就解决了，充分显示了中医的优势。此案采取的是气血双补加收涩，因病重，故大剂重投，所以很快收效。但是由于患者虚不受补，中间出现呕吐，小腹下坠，又加调胃止呕之药，此亦很有必要，否则难以受补药，血就很难止住。所以在治疗主病时要适当兼顾副症。

【病案88】赵俊梅，女，25岁。2007年5月15日初诊。月经已来了1周了，还没有结束的迹象，反而有越来越多之势。经血色黑夹有血块，每日要换用八九条卫生巾。这两天头晕欲睡，全身没劲，什么都干不动。查：舌微红苔薄黄，脉浮大芤数，面无血色，口苦咽干眼涩，心烦易怒，大便燥结，饮食尚可。辨证为肝经郁热，相火炽盛，冲任受扰，迫血随经下行。

处　方

［组成］生黄芪 30g　当　归 30g　生地黄 30g
桑　叶 30g　牡丹皮 15g　栀　子 15g
生地榆 60g　白头翁 60g　生贯众 60g

［用法］3 剂。水煎服，日 4 次。云南白药 1 瓶，分 3 次冲服。

3 日后复诊，告知服药的第 2 日经血量已大大减少，第 3 日就已止住。因要工作提出不想服汤药，故开了丹栀逍遥丸合知柏地黄丸再服 1 个月善后。

按：本案是以清代傅山《傅青主女科》一书中治老年血崩的加味当归补血汤为主加减。原方为“当归（酒洗）一两，黄芪（生用）一两，三七根末三钱，桑叶十四片。水煎服。二剂而少止，四剂不再发。夫补血汤乃气血两补之神剂，三七根乃止血之圣药，加入桑叶者，所以滋肾之阴，又有收敛之妙耳。用此方以止其暂时之漏，实有奇功，而不可责其永远之绩者，以补精之味尚少。”

此案取牡丹皮、栀子、生地黄凉血散血，黄芪、当归固气生血，三七、止血活血（云南白药主要成分即为三七，且服用方便），桑叶清肝降火，生地榆、白头翁、生贯众清热止血乃有效偏方。全方清热凉血，补气敛血，药中病机，故而收到应手即效。

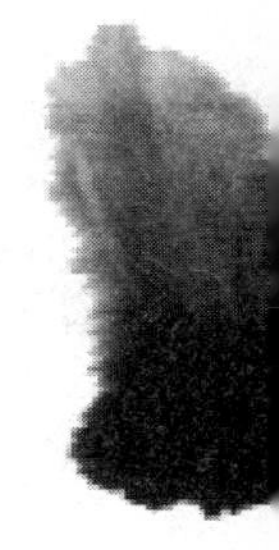

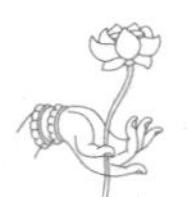

老妇阴吹

【病案89】王某，女，78岁。平日里有高血压，哮喘性气管炎陈疾，一直服用我配制的药丸，故疾未有再犯。近日刚进入隆冬交九，突然找到我说，近几天不知道得了什么怪病，老了老了，阴道里一天到晚不停地喷气，火辣辣的，该不是得了癌症吧？我听后一笑，别紧张，此病中医妇科里叫阴吹，好治。此人左手脉弦滑有力，右手沉濡无力，舌淡红苔白，纳呆，不想吃饭，胃胀酸，大便一般三,四天一解，这次已经五天了还没有解。此乃少阳郁结，腑气不通，气不走后阴，走前阴。大柴胡汤证也。

大柴胡汤加减

［组成］柴　胡30g　黄　芩30g　姜半夏30g　枳　壳45g
生白芍60g　生大黄15g　代赭石30g　败酱草30g
焦山楂、焦麦芽、焦神曲各15g
生　姜3片　大　枣6枚

［用法］3剂。水煎服，每日3次。

3日后，阴吹愈，胃酸止，食欲开，大便通。但是又添腰胯痛一症状，上方加杜仲30g，续断30g。吃完3剂后，诸症消失。

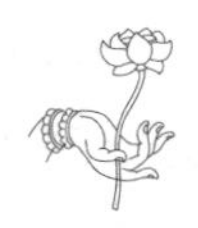

盆腔积液

【病案90】倪某，女，25岁，西安市人。2015年4月30日初诊。盆腔积液，少腹疼痛，白带频多，色黄有味，在西医院输液治疗1个月余，仅发热消退，其余症状未有改善，且整日少腹疼痛不止，经朋友介绍寻求中医治疗。此人面白秀丽，症状如上所述，饮食二便基本正常，月经偏少，脉象浮滑兼濡，舌象质淡苔白。辨证肝经郁结，湿热下注。

四逆散合当归芍药散加减

［组成］柴　胡 12g　赤　芍 30g　枳　壳 15g　生甘草 30g
红　藤 30g　苍　术 15g　生麻黄 6g　蒲公英 45g
败酱草 45g　忍冬藤 30g　金银花 30g　当　归 15g
川　芎 15g　茯　苓 30g　车前草 30g　马鞭草 30g
仙鹤草 45g　白花蛇舌草 45g

［用法］7 剂。水煎服，每日 3 次。

2015 年 5 月 14 日，二诊：少腹疼痛减轻很多，仅左下腹处有一拳头大小范围压痛，白带仍多，少腹略胀。效不更方，略微加减。上方加台乌药 10g，炒白术 15g，乌贼骨 30g。7 剂。水煎服，每日 3 次。

2015 年 6 月 4 日，三诊：少腹基本不太痛了，仅有时不时微微隐痛，白带减少。厥阴肝经不郁，去四逆散，主攻盆腔积液。

当归芍药散合桂枝茯苓丸加减

［组成］当　归 15g　赤　芍 30g　川　芎 15g　茯　苓 30g
泽　泻 30g　白　术 12g　桂　枝 15g　肉　桂 10g
牡丹皮 15g　桃　仁 12g　怀牛膝 10g　益母草 45g
泽　兰 30g　红　藤 30g　败酱草 30g
蒲公英 30g　槟　榔 10g　台乌药 15g

［用法］7 剂。水煎服，每日 3 次。

2015年6月15日，四诊：少腹彻底不痛了，白带已无。诸症消失，B超检查已无积液。嘱服逍遥丸和桂枝茯苓丸1个月善后。

按：少腹之证归厥阴肝经所属，治疗该部位疾病，我一般以四逆散为主方，疏肝理气，缓解疼痛，外加治疗各种疾病的专方专药。此证清热利湿毒，用红藤饮，盆腔积液用当归芍药散为主，再随症加减，故取效较著。

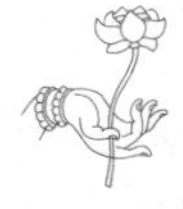

更年期综合征

【病案91】患者，女，48岁，西安北郊胡家庙人。经朋友介绍来诊。此人面色红黑，略瘦，一见面就滔滔不绝地说起最近一段时间，心烦急躁，看什么都不顺眼，听什么都不顺耳，没事找事，老是和家人吵架，平时还阵阵烘热，出汗，心慌，失眠多梦，大便干结，月经已半年多未来。舌淡红口干口苦，脉象双关浮滑，左尺沉濡。在一位老中医处服过一段时间中药，没有明显的改善。典型的更年期综合征。

处 方

［组成］淫羊藿10g　仙　茅6g　巴戟天10g　肉苁蓉30g
黄　柏30g　知　母30g　当　归10g　女贞子15g
墨旱莲15g　浮小麦30g　五味子12g　麦　冬25g
北沙参30g　牡丹皮15g　栀　子18g　生龙骨30g
生牡蛎30g　怀牛膝15g　百　合30g
生地黄30g　生甘草10g　大　枣12枚

［用法］7剂。水煎服，每日3次。

1 周后复诊时，烘热、出汗、心慌、烦躁减轻许多，大便也不干了。效不更方，续服 7 剂，患者基本好转。又服 10 剂，诸症消失痊愈。

按：此证因有心烦易怒故加入牡丹皮、栀子；大便干结故加肉苁蓉，此乃活法；如失眠多梦严重者，还可加入酸枣仁、白薇等。其次，随症加减。烘热，用犀角地黄汤，重用水牛角。

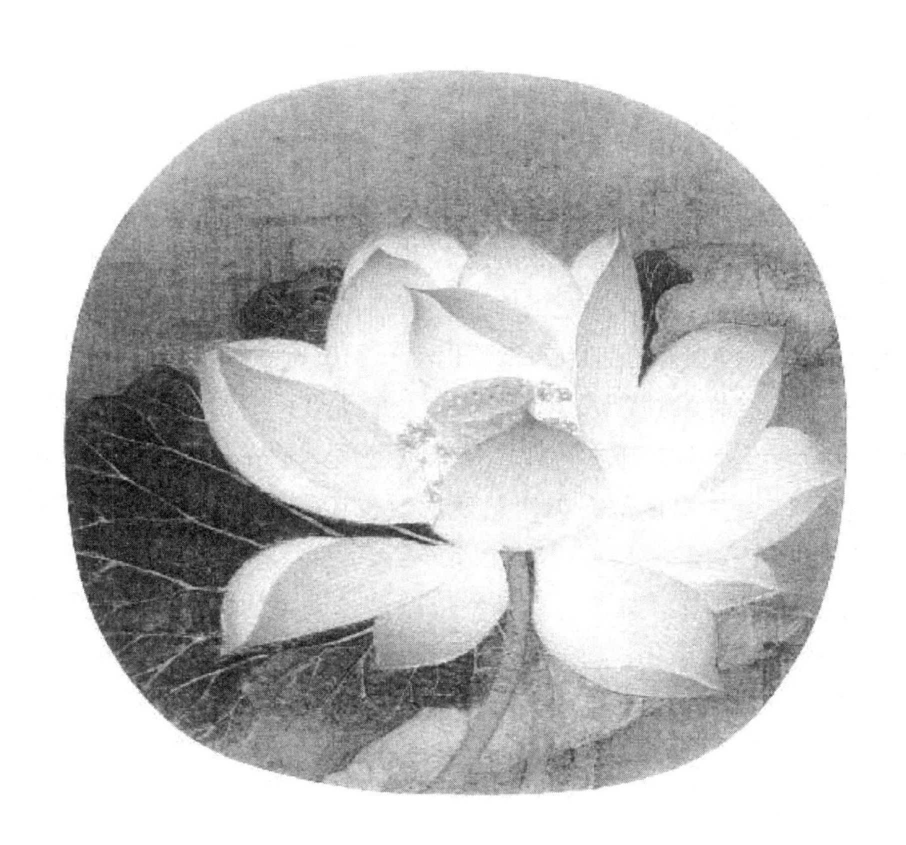

小便门

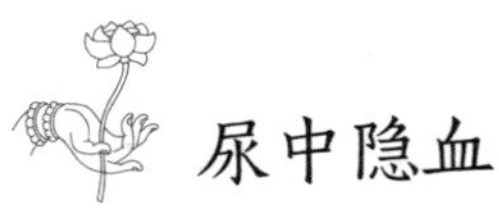

尿中隐血

【病案 92】患者，男，11 岁。尿中隐血已 2 年多，尿常规显示隐血 3+。近半年来，一直服用制附子、炮姜、上桂、砂仁、炙甘草为基础方加减的汤药，刚开始吃的时候还有点效果，最近吃了之后就很爱出汗，而且尿隐血和红细胞的指数也上升了。

患者半年前尿频、尿急，尿隐血一直是 1+ 或 2+，最近变成 3+。睡觉时后背经常会有汗，且睡后在床上翻滚，不安稳，有时候会感觉比较累，饮食基本正常，小便量及次数也还算正常，大便有时正常，有时很难擦干净。

以前吃过小蓟、藕节、白茅根等以清热为主的中药，还吃过棕榈炭、地榆炭、侧柏炭、血余炭、茜草炭等止血的中药。最近，口腔里面长了一个小疱，他说用舌头顶就会痛，他的鼻子上也长了一个小疱。

我只能说开一个方，吃吃看。

处 方

［组成］生黄芪 120g　仙鹤草 100g　柴 胡 10g
　　　　升 麻 10g　知 母 10g　甘 草 30g
［用法］10 剂。水煎服，每日 3 次。

服 7 剂药后，患者母亲反馈，药方很神奇，尿中的隐血已经没有了。继续把剩余的 3 剂吃完。

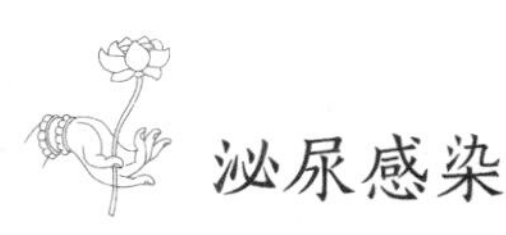

泌尿感染

【病案 93】马某，女，38 岁。10 日前，少腹急痛，小便热痛涩少，经检查化验排除尿结石诸病，诊断为泌尿系统感染，抗生素输液治疗 1 周（具体用何药不详），症状未有改善，寻求中医治疗。此人除上述症状外，患者特别告诉我：少腹胀急，小便热痛，观舌质红苔白，按脉弦滑实，大便不干，月经稀少，白带不多，心烦急躁。辨证肝经湿热，属中医学热淋证范围。

处 方

［组成］柴 胡 12g　枳 壳 15g　白 芍 60g　生甘草 15g
　　　　红 藤 30g　白头翁 50g　黄 柏 15g　苍 术 10g
　　　　生薏苡仁 50g　怀牛膝 30g　乌 药 15g
　　　　当 归 10g　浙贝母 15g　苦 参 10g
［用法］5 剂。水煎服，每日 3 次。

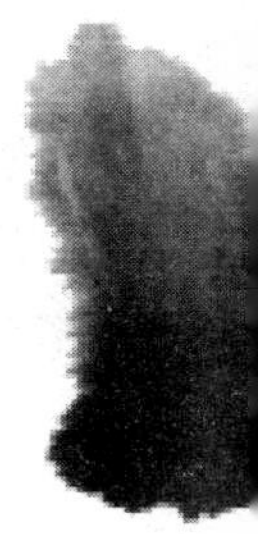

1周后，告之，服了3剂药各种症状已消失，仅留少腹隐痛，5剂药吃完现已不痛了。很是高兴，说真想不到中医治疗这么快，又省钱，我一笑了之。

按：此案秉承我一贯治疗泌尿系统感染专方：四妙散合当归贝母苦参丸外，不同之处为两点，一是少腹急痛用红藤和白芍；二是用大量的白头翁。此案有一点提示，小便热痛，实出一个“热”字。《伤寒论》中指出：热利下重者，白头翁汤主之。大家不要认为此方仅为治痢疾，小便热利一样治，病机相同，关键是抓住一个“热”字。从多年的临床实践中我体会到，白头翁治小便发热是个专药，只要是小便发热，大量使用，收效颇速。同道不妨临床一验自知，其他用方施药无啥新意，故免解。

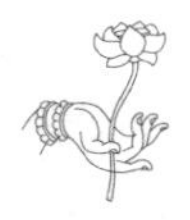

尿频灼热

【病案94】金某，女，57岁。近期排尿不畅，伴有尿频、尿灼热痛、肛门下坠感。西医诊断为泌尿系统感染，患者觉此病羞于启齿，十分苦恼，严重影响了正常的生活，四处寻医治疗，但疗效不佳，特慕名前来就诊。询问患者先前所吃之药，得知尽是些清泻胃火、清利肝胆湿热的苦寒之药，疗效甚微，且患者的脾胃已经受损，欲呕，胃痛，拉肚子。此人中等身材，肤色偏白，少腹里急，伴下坠感，小便频数灼痛，口苦，睡眠差，心烦急躁，饮食不佳，大便溏，寸脉浮滑尺弱，舌淡红苔白。辨证为热淋下焦。治宜健脾益肾，清心利水。

二仙汤合导赤散与滋肾丸加减

［组成］淫羊藿30g　仙　茅10g　巴戟天12g　黄　柏10g
知　母10g　当　归12g　生地黄15g　川木通10g

淡竹叶 15g　生甘草 30g　干　姜 30g　枳　实 15g
白头翁 30g　川牛膝 15g　煅牡蛎 30g
生龙骨 30g
［用法］3 剂。水煎服，每日 2 ～ 3 次。

二诊：患者反馈上述症状明显有所改善，小便已经不数，灼热感减轻，唯服药期间皮肤略感瘙痒。效不更方，嘱其继续服用。在原方中加入黄连 15g，薤白 30g，地肤子 25g。4 剂。水煎服，每日 2 ～ 3 次。

王朝按：本方从整体入手，考虑患者已过“七七”之年，天癸竭，肾精亏虚，且尺脉弱，遂以二仙汤为全方之基础，调节性激素平衡，调补肾之阴阳。且肾司二便，司者主也，二便之开闭，皆由肾气调节控制。后予导赤散清心利水养阴，治疗心经火热证。心与小肠相表里，心火移热于小肠，影响小肠的泌别清浊，造成小便频数灼痛等下焦证候。方中生地黄清心凉血，养阴生津。木通入心、小肠经，能够清热利水，引心经之热从小便排出。淡竹叶性味甘寒，可清心除烦，利水。生甘草清热解毒，调和药性。全方利水不伤阴，养阴不敛邪，泻火不伐胃。而观先前之医，不究病之根源，一味清泻胃火、清利肝胆湿热，误投诸多苦寒泻火之药，伤及脾胃。故方中作甘草干姜汤与之，以复其阳。甘草干姜汤在《伤寒》《金匮》中均有出现，在这里主要是温中益气，健脾止泻。枳实宽中下气，消积化滞。王幸福老师临床治疗尿道灼热时，常在辨证的基础上加入白头翁来清热凉血解毒，每每收效，此药实为治疗此病之专药。川牛膝攻补兼备，既引药下行、利湿通淋，又补益肝肾，是治疗淋证的要药。龙骨、牡蛎一方面重镇安神，解决患者睡眠问题；另一方面二者含有钙质，可以收缩大便，老师用此钙以实大便，来治疗泄泻。

二诊加入黄连既可清心火，又燥湿止泻。《药性赋》中云：“宣黄连治冷热之痢，且又厚肠胃而止泻”。患者皮肤瘙痒，加入地肤子清热祛风止痒。薤白可治疗里急后重，最早出现在《伤寒论》318条，四逆散方后加减中，“泄利下重者，先以水五升煮薤白三升……”。里急后重的下坠感是由气滞所引起的，薤白理气通阳散结，气调则后重自除。现代药理实验亦证明，薤白对后重确有良效，用此亦不违古悖今。

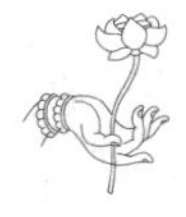

小童尿床

【病案95】刘某，11岁，男，西安某校学生。2011年10月5日，其母领其到我处，要求给予治疗孩子半夜尿床一病。此男孩肥胖，面白，舌淡苔白，脉沉滑无力，食量大，少运动，乏困无力，二便正常。近三个月半夜开始遗尿，求治多人不效。脾肾阳虚，水饮潴留。

处　方

[组成] 茯苓25g　干姜15g　炙甘草5g　白术25g
桑螵蛸25g　益智仁30g　麻黄10g　杏仁10g
淫羊藿30g　补骨脂15g　仙茅10g　韭菜子30g
巴戟天15g　金樱子15g　生黄芪30g

[用法] 6剂。水煎服，每日3次。

1周后复诊，痊愈，母子甚为高兴。要求继续治疗肥胖症。

按：此案用的是肾着汤合二仙汤加减，用肾着汤治疗遗尿是从胡希恕老中医处学的。胡老曾用此方治愈一例女兵，我看完此医话，印象深刻，故今用之。其余之药皆补肾固脬也。需要提醒注意的是益智仁的用量，不要小于30g，这是南京中医药大学孟景春教授的经验，也是我体会多年的经验。诸位不可忽略轻之。其次，麻黄这味药，也是很关键的，现代药理分析指出，具有兴奋神经的作用，专治小儿遗尿。再次，小儿遗尿有偏寒偏热，偏虚偏实之分，切不可一味照搬，此案偏寒偏虚，故出是药，药证相符，所以取效甚速。

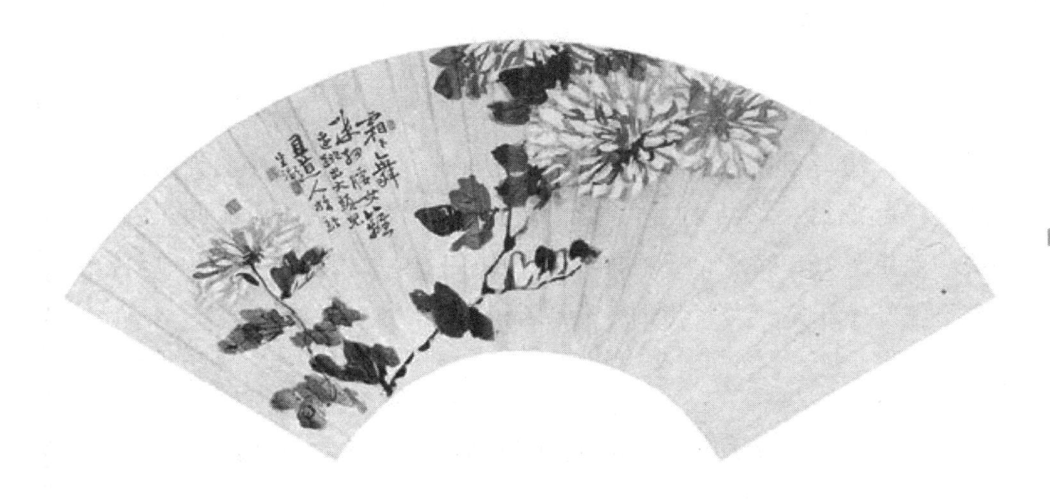

皮外门

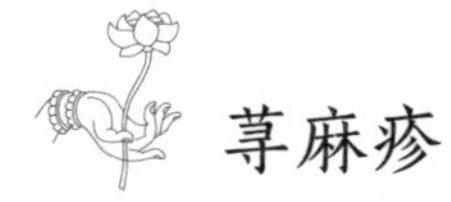

荨麻疹

【病案96】王某，女，16岁，中学生。2015年7月23日就诊，其母代诉，患荨麻疹半年多，平时一受风寒，或吃点海鲜之类就犯，浑身发痒起疙瘩。这两天因为吃了一点猪头肉就又犯了，在西医院看几次，效果不好，特求治于中医。此人面白皙，舌淡白，苔薄，脉浮濡，大小便基本正常，月经准时，但有痛经。

玉屏风散合桂麻各半汤与过敏煎加减

［组成］生黄芪45g　防　风10g　白　术10g　桂　枝10g
白　芍10g　生麻黄6g　杏　仁10g　甘草10g
生　姜6片　大　枣3枚　路路通30g　徐长卿12g
地　龙10g　银柴胡10g　乌　梅15g
白鲜皮30g　鸡血藤30g　枳　壳25g

［用法］10剂。水煎服，每日3次。

8月7日复诊，吃药期间，荨麻疹未再起，基本痊愈。上方改为散剂，每次5g，每日2次，再服10日善后。

按：此案属于中医学痒疹，风疙瘩，血虚受风。故用玉屏风散合桂麻各半汤与过敏煎加减，扶正活血，祛风止痒，方证对应，收效较快。白鲜皮，鸡血藤，白芍，活血止痛治痛经。因不热，故用辛温药处之。如有偏热，可以用银翘解毒散加减。

【病案97】伊某，女，28岁。患荨麻疹8个月之久，浑身遇风或吃海鲜起疹子，此起彼伏，烦恼不已。寻求中医治疗，此人面白皙，脉沉濡，舌尖红苔薄白，诉之，患荨麻疹多时，多方求医不效，甚为苦恼。饮食二便无大异常。中医辨证为风郁体表，营卫不和。

桂枝麻黄各半汤合当归补血汤加减

[组成] 桂枝10g　赤芍10g　生麻黄6g　杏仁10g
生甘草10g　生姜10g　大枣6枚　徐长卿25g
路路通25g　生石膏30g　枳壳30g
生黄芪45g　当归15g

[用法] 7剂。水煎服，每日3次。

1周后复诊，荨麻疹痊愈，未再发生。嘱避风寒，忌海鲜1个月。

按：此案治疗并不复杂，明确病机，找对方药，即可见效。桂枝麻黄各半汤为治疗偏寒性荨麻疹效方，调和营卫，当归补血汤补血益气，徐长卿，路路通抗过敏，生石膏，枳壳止痒。全方中医为主，西医为用，标本兼治，故收效较速。

【病案98】曾治一孕妇，33岁，怀孕3个月，突患荨麻疹，浑身上下陡然云起大片红白相间的大疙瘩，瘙痒无比，抓挠血痂。要求中医治疗，坚称不服中药，外洗。余接诊后，思之：外治之理即内治之理，结合胡天雄老中医重用地骨皮之经验。

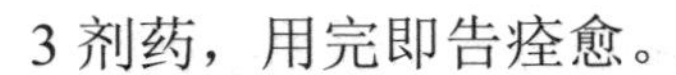

处　方

［组成］荆　芥 12g　防　风 12g　透骨草 30g　地骨皮 100g
野菊花 60g　蝉　蜕 20g　益母草 60g
地肤子 60g　蛇床子 60g　生甘草 10g

［用法］3 剂。令用大锅煎 20 分钟，洗浴。

3 剂药，用完即告痊愈。

此案即是重用了地骨皮，合其他药共奏疏风、透热、活血、止痒之效。平时临床上，吾不但外洗重用地骨皮止痒，内服亦然，仍然效佳。

按：读《中医临床家——胡天雄》一书时，读到地骨皮止痒一篇真叫人拍案叫绝，不时拿到临床上验证确有实效，乃感天雄老中医不胡言也。原文有“地骨皮性味苦寒，通常之用有二：退伏热以除蒸；清肺而定喘。此外，尚可祛风热以止痒，则不甚为人所注意。一人患疹，遍身瘙痒，胸腹尤甚，久治未效，谭礼初老医师用地骨皮 30g，生地黄 30g，紫草 15g，猪蹄壳 7 个，煎水服，三帖即愈。以药测证，知此种瘙痒，当有血分燥热证候之可验。又见一人患脓疱疮，瘙痒流汁，遍请县城诸老医治之不愈。一年轻女医师单用地骨皮一味煎水洗之，随洗随愈，因而声名大噪。”

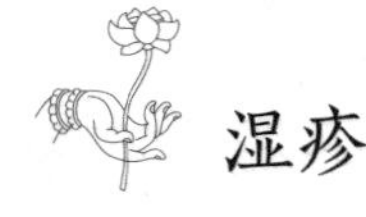

湿疹

【病案 99】赵某，女，54 岁。双手背严重湿疹，西医诊断神经性皮炎，经西医两大有名医院皮肤科治疗 3 个月，越治越重，心情郁闷，沮丧无比，经熟人推荐，慕名求治中医。

此人双手背黢黑一片，上有明显疹子，微湿发痒。涂过医院开的不明药膏，用过药店买的各种治疗皮肤病的药膏，吃了医生给的激素和抗过敏药物，结果越治越重，好不恼火。无奈，经人介绍，求诊于吾。脉浮濡，舌淡苔白，余无他症。中医诊断湿毒瘀积。

皮炎解毒汤加减

［组成］土茯苓 30g　川　芎 10g　莪　术 12g
黄　连 10g　紫　草 12g　生甘草 30g
路路通 30g　徐长卿 30g

［用法］7 剂。水煎服，每日 3 次。

1 周后复诊，双手背颜色基本恢复正常，痒止，仅留数个瘀斑。患者大喜，言中医真是神奇，几月不治顽疾，7 剂药就搞定。

效不更方，上方加丹参 30g，紫草加至 30g，加强活血散结，续服 7 剂，愈。

按：此案无稀奇之处，专方治专病也，皮炎解毒汤治湿毒湿疹，吾常用效方，加路路通，徐长卿祛风止痒。

【病案 100】王某，女，34 岁。外阴瘙痒，流黏稠水，有湿疹多时，少腹抽痛。此人舌淡苔腻，左寸关浮滑有力。二便尚可。辨证为肝胆郁热，湿热下注。

龙胆泻肝汤加减

［组成］龙胆草 15g　车前子 20g　川木通 10g　黄　柏 10g
黄　芩 12g　栀　子 15g　当　归 30g　生地黄 30g
泽　泻 15g　柴　胡 10g　生甘草 30g　土茯苓 30g

马齿苋 30g　红　藤 20g　白　芍 30g
墓头回 30g　怀牛膝 10g　马鞭草 25g
［用法］7 剂。水煎服，每日 3 次。

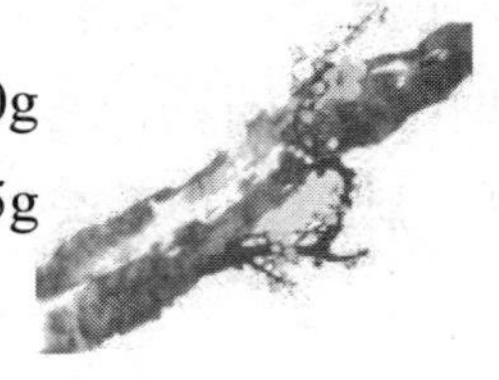

1 周后，阴痒止，流水停。左寸关脉已缓。效不更方，上方减量，巩固治疗 1 周。

陈鸿豫按：古代中医学文献无“湿疹”之病名，根据其临床特征，主要归属于“浸淫疮”“湿毒”之范畴，又据其发病部位不同而名称各异。《诸病源候论》记载：“诸久疮者，内热外虚，为风湿所乘，湿热相搏，故头面身体皆生疮。”治疗从湿热着手，除湿治其本，清热治其标。肝经绕阴器，肝经湿热下注，则见阴肿，阴痒，阴汗，妇女带下、异味，本案即属此列。治以“龙胆泻肝汤”，方中龙胆草大苦大寒，清肝胆实火，利肝经湿热；黄芩、栀子苦寒泻火，燥湿清热；泽泻、木通、车前子渗湿泄热，导热下行；实火所伤，损伤阴血，当归、生地黄养血滋阴，邪去不伤阴；柴胡疏通三焦，引诸药达位各尽其能；甘草清宿毒安肠胃，诸药合而掘肝胆湿热下注之源。

本案取土茯苓、马齿苋、红藤、墓头回、马鞭草，均具祛湿利水清热功效，屡见历代医家及民间单方、验方取此几味，单用或合用，治疗湿热为病效极佳。

其中红藤、败酱草二味组成的“红藤败酱散”原为治急性阑尾炎用之，江苏省名医夏桂成验证以之治疗急慢性盆腔炎、湿热带下，同样获效。本案见“少腹抽痛”一证，取“红藤败酱散”主之。

怀牛膝引血下行，引热下行，引药直达下焦。诸药合用，共奏清热利湿之功。

本案治法，尤以“龙胆泻肝汤”为大部队，全线出击，治乱安邦；土茯苓、马齿苋、红藤、墓头回、马鞭草此几味，犹如个个身怀绝技的骁勇善将，合而制敌，务求“马”到成功，效如桴鼓。

“墓头回”是一味药名奇特而且功效卓著的草药。据考证苏轼《墓头回录》是迄今为止第一个记录墓头回的人。比《避水集验方》《本草纲目》记载墓头回要早四百余年。苏轼平日好研医理，遍搜秘方。苏轼闻传民间以一味墓头回救活入殓之人，立即引起了他的浓厚兴趣，他将这种草命名为“墓头回”，并托好友寄来样本加以研究，最后把心得撰写成《墓头回录》编入《苏学士方》中。后人又把他与沈括著的《良方》合编成《苏沈良方》，其中第一卷就有“记王屋山异草”一节：“王屋山有异草，制百毒，能于鬼手夺命，故山中人谓此草墓头回。”

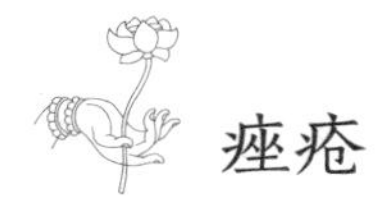

痤疮

【病案 101】徐某，男，20 岁。满脸痤疮，尤其是两颧部更重，红疖带脓头，布满脸颊，此起彼伏，不间断，使小伙子烦恼不断，已经两年之久，多处治疗不佳。经人介绍转求余治。四诊：舌红苔腻，脉弦滑有力，脂溢性脱发不严重，饮食正常，小便略黄，大便黏腻不爽，较臭。辨证为三焦湿热，瘀毒频发。治宜清热利湿，排瘀解毒。

龙胆泻肝汤合五味消毒饮加减

［组成］龙胆草 15g　车前子 25g　川木通 12g　黄　芩 30g
栀　子 12g　升　麻 30g　柴　胡 15g　当　归 15g
生地黄 15g　泽　泻 15g　生甘草 30g　白　芷 25g
桔　梗 10g　皂　刺 15g　花　粉 15g　蒲公英 30g
连　翘 45g　忍冬藤 30g　穿破石 30g　丹　参 50g
山　楂 15g　花　粉 25g　白花蛇舌草 30g
干　姜 30g

［用法］14 剂。水煎服，每日 3 次。

半月后复诊，痤疮已平，偶有一两个再发。满脸遗留色素暗红印。青年甚是高兴，喜笑颜开。告曰脱发亦减少。效不更方，又服半个月痊愈。

按：此案是湿热证较明显之痤疮，且热重于湿，故用龙胆泻肝汤清热利湿；五味消毒饮解毒；白芷、桔梗、花粉排毒出脓；皂刺、穿破石破瘀；丹参、山楂、白花蛇舌草等活血兼解毒并增加雌激素，以抑制雄性激素过高，干姜护胃。方正对应，故收效较快。

治疗痤疮一证，我的体会是要辨证分型。湿热证热重于湿用上法；湿重于热，以三仁汤合五味消毒饮加减；热毒突出以仙方活命饮为主进行加减；气血虚者，以补中益气汤合五味消毒饮加减；血热明显者，以犀角地黄汤合五味消毒饮加减为是。只要辨证准确，用药合理，痤疮一证是不难治的。

【病案102】杨某，女，19岁。痤疮5年多，中西医治疗效果不满意，此消彼长，无法彻底治愈，经人介绍慕名而来。

此人两腮下巴及唇周，比较严重，长满红疖，有脓头，四肢冰冷，面白皙，瘦高，饮食二便基本正常，脉关部滑，舌淡苔白。

中医辨证为肺胃火热，气血虚弱。

当归补血汤合五味消毒饮与四物汤加减

［组成］当　归12g　生黄芪30g　野菊花30g　蒲公英30g
紫花地丁30g　川　芎10g　白　芍12g　连　翘30g
忍冬藤30g　生地黄30g　白　芷25g　黄　柏15g
知　母15g　生甘草30g　陈　皮10g　煅牡蛎30g
浙贝母12g　太子参15g　玄　参12g
生麻黄10g　赤小豆30g　天花粉25g

［用法］水煎服，连续服用21剂，基本痊愈。

四诊：守方，巩固治疗，原方加丹参，10剂，其中5剂汤剂，5剂加工成水丸善后。每次6g，每日3次。

【病案103】栾某，女，30岁。居住在西安东郊，经人介绍专程要求治疗痤疮的，说五六年了，看了好多地方，也吃了几千元的中药还是不行。我说什么痤疮这么难治？患者把前额头发撩起说你看，额头满是小米粒，白色，带小红头，胸背也有，头顶还有一块头癣起白屑已多年。我一看明白了，此种痤疮如果治疗不得法确实难愈。此种痤疮为湿热型，湿重热轻。此人舌质淡苔薄白，脉寸关浮濡，尺不足。心烦易怒，月经偏少，饮食二便基本正常。

处　方

［组成］麻　黄10g　杏　仁10g　生薏苡仁50g　陈　皮15g
半　夏15g　生甘草10g　桂　枝15g　茯　苓30g
桃　仁12g　白　芍15g　鸡血藤30g　荆　芥10g
防　风10g　白蒺藜30g　生首乌30g　连　翘30g
苍　术12g　丹　参30g　炒山楂30g
白花蛇舌草30g

［用法］7剂。水煎服，每日3次。

1周后，复诊：白色米粒状的痤疮已消失大半，而且头上的一块多年不愈的癣也好了，该女很是兴奋，说效果真快，要求继续服中药，效不更方，续服7剂而愈。

按：此案主方是麻杏薏甘汤合二陈汤与桂枝汤加减，因是湿热证，湿重热轻，故未用大量苦寒清热活血之药，此点很重要，而是紧扣病机，解表祛湿，调和营卫，兼解毒，所以收效较快。临床上治疗痤疮一定要分型，针对不同病机用药，切不可一味清热解毒，死守一方。

有是证用是方，坚持中医的辨证，治疗此症并不难。

【病案104】许某，男，36岁。脸上的痤疮红疖子，此起彼伏，从不间断已有五六年了，因工作性质经常吃喝应酬，西药内服外抹久治不愈，很是苦恼。此人脉象双关浮滑有力，舌淡苔白，身高1.68米左右，略胖，饮食二便基本正常。辨证为肺胃火盛，瘀久外发。

当归补血汤合五味消毒饮加减

［组成］生黄芪60g　当　归15g　金银花45g　忍冬藤30g
蒲公英45g　连　翘30g　野菊花30g　地　丁30g
花　粉25g　白　芷25g　桔　梗10g
生甘草30g　升　麻30g　红　藤30g
七叶一枝花20g

［用法］10剂。水煎服，每日3次。

患者吃了5剂后，脸上疖子痤疮全部消退，10剂吃完痊愈。

按：当归补血汤加红藤活血托毒生肌，生黄芪合白芷重用尤为重要，五味消毒饮加升麻、蚤休、生甘草清热解毒，尤重用金银花、忍冬藤不但清热解毒，而且具有外散郁热的作用，花粉、桔梗助黄芪托毒外出，全方集清热解毒，托毒外出为一体，药专力大，吻合病机，故收效较速。

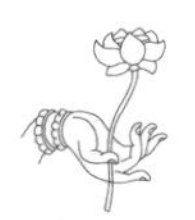

血管痣瘤

【病案105】张某，女，36岁。最近一段时间突然发现身上和两个胳膊上出现了不少散在性的红点点，小的如针头，大的如小米和绿豆。

求诊于医院不知何病，转诊中医。

我看过以后，像是肝病的血管痣，此痣老年人常见。我年轻时背上有一个小米粒大的，也没有在意，但是到50岁以后，上身泛滥，长了很多，我也没有在意，认为是属于老年斑一类，故也未治。但是年轻人长这东西，还是头一次遇到。

思之良久，不知何病，因和肝病的血管痣相同，只不过略小些罢了。故定名为血管痣。但是如何治？还不明确。

先参看他症吧。脉浮滑，舌质红，苔薄白，性急易怒，同时患有划痕性皮炎，饮食二便基本正常，月经按时偏黑。

中医辨证为肝郁血热，脉络溢行。

丹栀逍遥散合过敏煎加减

［组成］牡丹皮12g　栀　子15g　银柴胡12g　赤　芍15g
紫　草25g　当　归12g　茯　苓12g　白　术10g
蚤　休25g　浙贝母15g　辽五味10g　乌　梅15g
地　龙10g　防　风10g　蝉　蜕12g　白鲜皮25g
乌梢蛇30g　淫羊藿30g　仙　茅15g
枸　杞30g　生甘草25g

［用法］7剂。水煎服，每日3次。

1周后复诊，血管痣无变化，划痕性皮炎基本治愈。效不更方，续服14剂，再诊，血管痣变淡。

三诊：又续服20剂，血管痣退净，患者大喜。

按：此病从肝入手治起，丹栀逍遥散疏肝理气，凉血散结，过敏煎脱敏祛风，淫羊藿、仙茅、枸杞等药含有雄性激素，可以抵抗雌激素。因肝病的血管痣从西医角度讲是肝内雌激素灭活作用减弱，雌激素过多造成的。中西理论结合，还真收到效果。

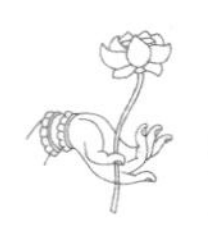

带状疱疹

【病案106】惠某，女，68岁。1周前患带状疱疹，自己自作主张到药店买了2盒龙胆泻肝丸吃了，无济于事，愈发严重，又到诊所打了3日聚肌胞和抗病毒的针还是不行，转求中医。此人右耳后项部及前胸一簇簇红斑水疱，有少量溃烂的，大部未烂，痛得龇牙咧嘴，眼泪汪汪，哀求于我，赶快给想个办法，痛苦得直想死。察舌质红苔腻，脉弦滑有力，大便不干。辨为湿热毒发。

龙胆泻肝汤合瓜蒌红花甘草汤加减

［组成］龙胆草18g　车前草30g　川木通12g　黄　芩30g
栀　子15g　当　归15g　生地黄30g　泽　泻30g
柴　胡24g　生甘草10g　全瓜蒌30g　红　花6g
牡丹皮10g　大青叶30g　马齿苋30g　煅牡蛎30g
野菊花30g　板蓝根30g　连　翘45g

［用法］5剂。水煎服，每日3次。

外用：雄黄、白矾各30g，冰片20g，凉开水化开外涂。

2剂药后给我打电话，说还是痛得厉害，我问还有新出的疱疹和溃烂吗？答之无。我说坚持服下去，3日以后就会轻的。五天后复诊，述之第三天以后痛就轻了，观察疮疹处已全部干结，已不太痛了。效不更方，又续5剂，痊愈。

按：此病诊断一般不难，但治疗起来如不得法，很难快速收效，弄不好还会留下神经后遗痛长期疼痛。我治此症一般都是用龙胆泻肝汤合瓜蒌红花甘草汤加减，清热、利湿、解毒、重镇于一体，一般都在1周左右治愈，毫不逊色西医。故中医同道要自信，治此顽疾中医也是一样可以大显身手。

汗 门

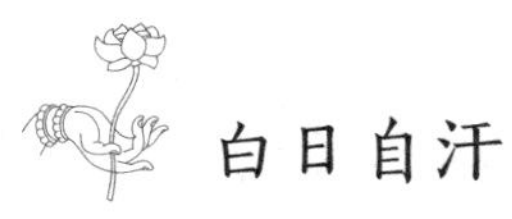

白日自汗

【病案 107】孟某，男，31 岁。中等身高，人壮实，白天出汗，尤其是吃饭活动时手脚出汗更厉害，血脂高，已十余年了，在很多地方治疗没有什么效果，心中十分烦恼。后经人介绍从外地来西安专门要求余治疗。此人脉象弦滑，草莓舌，舌尖边红，舌苔厚腻，疲乏无力，饮食二便基本正常，但大便黏腻不爽。辨证为湿热三焦，逼汗外出。

三仁汤加减

［组成］生薏苡仁 50g　杏　仁 12g　白豆蔻 30g　清半夏 30g
滑　石 30g　川木通 10g　淡竹叶 15g　厚　朴 15g
制南星 30g　炒谷芽、焦麦芽各 30g　炒神曲 30g
陈　皮 25g　生龙骨、生牡蛎各 45g
山茱萸 90g

［用法］10 剂。水煎服，每日 3 次。

二诊：10剂药吃完，总体感觉身体轻快不少，早上起来有精神了，出汗略有改善。湿去热存，三仁汤合三物黄芩汤加减。

三仁汤合三物黄芩汤加减

［组成］生薏苡仁50g　杏　仁12g　白豆蔻30g　清半夏30g
滑　石30g　川木通10g　淡竹叶15g　厚　朴15g
制南星30g　炒谷芽、焦麦芽各30g　炒神曲30g
陈　皮25g　生龙骨、生牡蛎各45g　生地黄45g
山茱萸90g　黄　芩30g　苦　参10g

［用法］10剂。水煎服，每日3次。

三诊：10剂药吃完，十几年顽疾戛然而止，自汗消除，患者大喜。处方保和丸常吃善后。

按：此病治疗不复杂，就是抓住病机，三焦湿热，热邪内阻，热无出路，逼汗外出。三仁汤化湿除热，三物黄芩汤通瘀去热。方证对应，故收效较速。

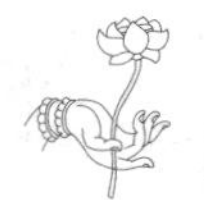

烘热汗出

【病案108】孟某，女，50岁。2015年7月1日就诊。心烦心慌，失眠多梦，烘热出汗，特别是出汗，昼夜不停，衣服需要多次换洗。饮食二便基本正常。此人脉浮濡数，舌淡红苔薄白。现要求急需解决不停出汗和心慌。

处 方

[组成] 淫羊藿 30g　仙　茅 10g　巴戟天 10g　黄　柏 25g
知　母 25g　当　归 15g　生龙骨、生牡蛎各 60g
浮小麦 50g　炙甘草 30g　麦　冬 20g　大　枣 12 枚
北五味 30g　山茱萸 120g　鹿衔草 30g

[用法] 7 剂。水煎服，每日 3 次。

1 周后复诊，大汗淋漓与心慌均已消失。效不更方，上方改为蜜丸调服一个月，慢慢调理。

按：此为更年期综合征，中医为阴虚火旺，肾水不济心火。故用二仙汤和生脉饮治之。因出汗较烈，故加入大量山茱萸和生龙骨、生牡蛎。此经验为张锡纯的做法，临床上我屡用屡效。方证合拍，故收速效。

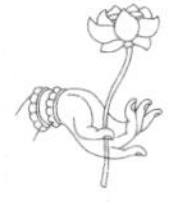

动则汗出

【病案 109】周某，男，34 岁。2010 年 9 月 7 日慕名来诊。现在已进入秋季了，天已凉了，还是动则一身汗，每天要换二三次 T 恤衫。别人都说凉，他还要开电扇，一个劲儿喊热。此人身高 1.75m 左右，面略黑，声音洪亮，脉弦滑有力，舌红胖大，苔白腻，饮食、二便均正常。动则出汗如雨一症，吃过屏风散一类中成药无效。这种病临床上很常见，大多数为中青年，除了出汗一症，余无他症。有的是头汗如蒸气，有的是全身出汗，大多数是动则汗出如雨，有的是吃饭时头汗如雨。症虽一样，治法用药不同。我觉得这个病比较典型多见，故写出。此患者年轻体壮，别无他恙。从舌脉入手，辨证为中焦湿热，逼汗外泄。

处　方

［组成］龙　胆 18g　淡竹叶 18g　厚　朴 10g　木　通 12g
黄　芩 15g　栀　子 15g　当　归 15g　生地黄 25g
泽　泻 45g　柴　胡 12g　生甘草 10g　苍　术 12g
车前子（包）30g　草　果（打）6g
滑　石（包）30g

［用法］5 剂。水煎服，每日 3 次。

1 周后复诊。汗略减。效不更方，上方合白虎汤，7 剂，汗止。

按：我个人习惯是，脉有力的用藿朴夏苓汤、蒿芩清胆汤，无力的用李杲的清暑益气汤。长夏多湿，每年这个季节都能见到更多的湿阻中焦的患者。但主诉各异，有头颈汗出的，有头重少食的，有脘闷大便不爽的，有神倦乏力的。治法上以清、化为主，过于苦寒、过于温燥的药都应谨慎应用，不然容易使湿邪黏着难去。就我个人来说，难言几剂必愈，如果侥幸药证无违的话，5 剂当见显效。有人认为，应该用桂枝汤。我认为，临床上汗出一证表现比较多，且复杂，有虚有实，虚实夹杂，有阳明热盛汗出，有痰郁化火汗出，有阴虚汗出，有阳虚汗出，有血虚兼瘀汗出等，非简单的是自汗阳虚、盗汗阴虚及表虚桂枝证。故今再列 2 例虚汗淋漓的病案以证之。

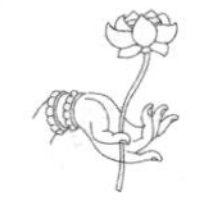

气虚自汗

【病案 110】王某，男，62 岁。2009 年 9 月 2 日初诊。最近晨练完仍然是一身大汗，几乎都不敢活动，过去从来没有这现象，要求中医予以治疗。此人自汗，舌淡苔白薄，脉浮大中空，有点疲惫，余无他证。凭脉辨证，气虚耳。阳浮于外，津液外泄，调和营卫，敛阴收汗。

处　方

［组成］生黄芪 60g　防　风 12g　白　术 15g　鹿衔草 30g
桂　枝 15g　白　芍 15g　生龙骨、生牡蛎各 45g
山茱萸 60g　炙甘草 10g　生　姜 3 片
大　枣 10 枚

［用法］5 剂。水煎服，每日 3 次。

嘱咐晨练先减少运动量，适当喝些米粥自养。

1 周后复诊。汗出已少许多，已不感到乏力。效不更方，再续 3 剂，痊愈。以补中益气丸善后。

按：此证亦可用桂枝加附子汤，因考虑到附子要先煎不便，故未用。

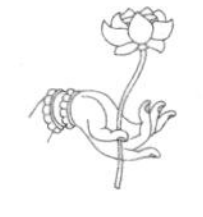

自汗欲哭

【病案 111】张某，女，44 岁。2010 年 8 月 19 日初诊。1 个月前做人工流产术导致月经至今未来。动则虚汗淋漓，老想哭，控制不住，疲乏无力，不想吃饭，脉浮濡无力，舌暗苔薄白。辨证为人工流产伤了气血，未能复元，气阴两伤，兼有血瘀。

当归补血汤合玉屏风散与甘麦大枣汤加减

［组成］生黄芪 60g　当　归 15g　鹿衔草 30g　防　风 6g
羌　活 6g　炒白术 30g　山　药 50g　玄　参 15g
炙甘草 30g　浮小麦 30g　大　枣 15 枚　鸡内金 12g
鸡血藤 15g　熟地黄 45g　山茱萸 45g
生龙骨 30g　生牡蛎 30g

［用法］5 剂。水煎服，每日 3 次。

嘱咐每剂的大枣一个也不能少，此枣非为一般药方的引子，乃为主药。

8 月 26 日二诊时，易哭、多汗好转，特别是想哭已愈，乏困也好多了。要求继续治疗。脉已不濡细，略浮大，舌已不暗，偏淡，苔薄白，已可以吃东西了，有香味了，二便正常。

处　方

［组成］生黄芪 60g　鹿衔草 30g　防　风 6g　炒白术 30g
羌　活 6g　山　药 50g　玄　参 15g　炙甘草 30g
浮小麦 30g　大　枣 15 枚　鸡血藤 15g　熟地黄 50g
山茱萸 45g　干　姜 15g　菟丝子 30g
仙鹤草 50g　生龙骨、生牡蛎各 30g

［用法］7 剂。水煎服，每日 3 次。

9 月 2 日三诊时，多汗、易哭、乏困完全好转。要求通经，处桃红四物汤加丹参、鸡血藤。3 剂，未再复诊。

按：此案患者亦是以虚汗淋漓求诊，在治疗过程中使用了大量的滋补药，有一点要说明，滋补的过程要时刻注意患者的胃口，能吃可用大量峻补，不能吃要小量慢补，不要着急。不是什么病、什么体质都可以大补而不顾其他，一定要因人、因时、因具体情况而立法处方。

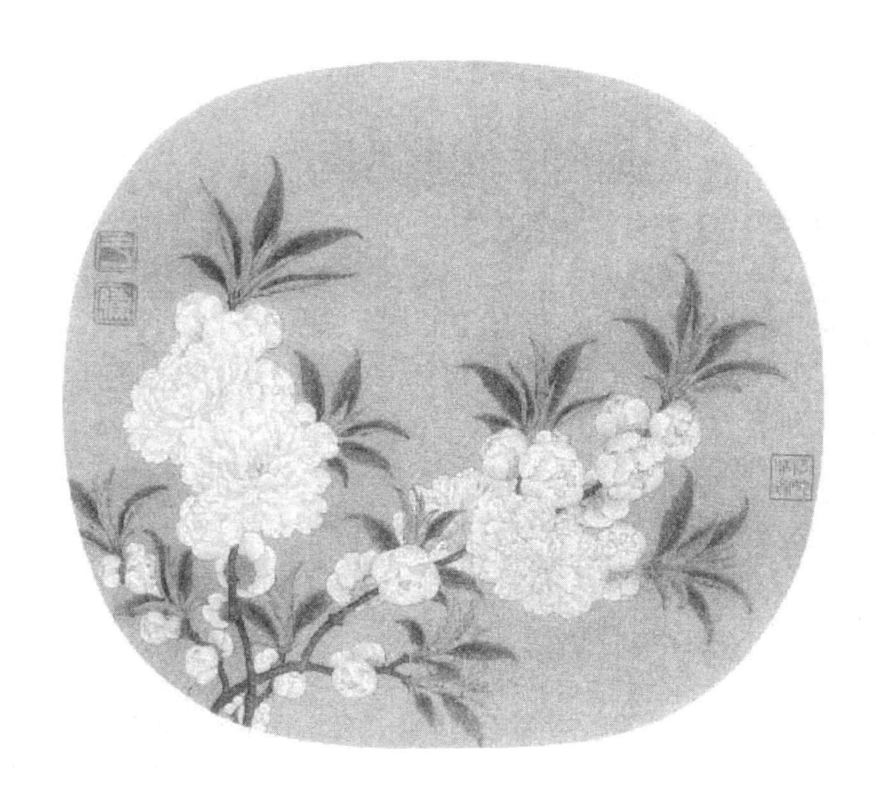

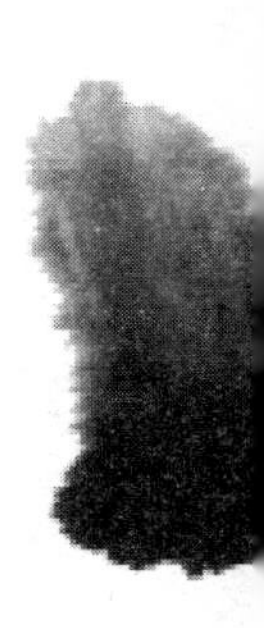

不寐门

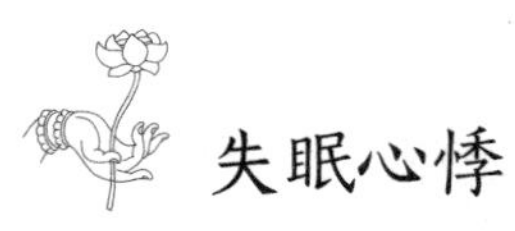

失眠心悸

【病案 112】郭某，女，63 岁。2010 年 1 月 12 日初诊。主诉：晚上不能入睡已 1 周，完全要靠地西泮（安定）才能入睡。不想长期服西药，要求中医治疗。此人舌红苔白腻，脉弦滑。有高血压、冠心病。现突出症状是失眠，心烦不安。饮食、二便均正常。辨证为痰火郁积，化火扰神。

黄连温胆汤加减

［组成］黄　连 10g　竹　茹 15g　枳　实 15g　陈　皮 15g
清半夏 60g　法半夏 60g　茯　神 30g　生甘草 10g
玄　参 15g　首乌藤 50g　生龙骨 30g　生牡蛎 30g
生薏苡仁 45g

［用法］3 剂。水煎服，每日 2 次。晚饭前服 1/3 量，睡前 1h 服 2/3 量。

睡前用热水洗脚，不得喝咖啡、饮茶及看情节曲折激烈之电视节目。对要求再三以叮咛。此点很重要，各位读者切莫轻视。

1月15日，二诊：遵嘱服药后，当晚即不需服用地西泮而入睡6h。患者甚喜，说睡醒精神很好，不像服地西泮入睡后醒来时头晕脑涨。要求继续服药。此人舌尖红，苔白腻，脉浮滑，有点胸闷、心悸、咽干。效不更方，继续清热化痰安神，兼护阴。

处　方

［组成］陈　皮15g　清半夏、法半夏各60g　茯　神30g
生甘草10g　竹　茹15g　枳　实15g　玄　参15g
黄　连10g　生薏苡仁45g　石　斛30g　首乌藤50g
合欢皮30g　连　翘15g　黄　精30g
山　楂15g　五味子15g

［用法］3剂。水煎服，每日2次，要求同前。

1月18日，三诊：服上药睡眠已安稳，仍胸闷、心悸，舌红，苔已不厚腻，脉弦滑，但搏指已不甚有力，饮食、二便正常。处方：上方加瓜蒌45g，薤白20g。3剂，水煎服。

服完药后，失眠、胸闷、心悸消失，痊愈。

按：此方为治失眠一验方，但又有伤阴之情出现。此案主要是治失眠。我临床上治失眠，均在辨证的基础上加入大剂量的半夏取效，从案中处方就可以看出，而且屡用屡效，大多数都能当晚入睡。用半夏治失眠并非是我的首创，但超量使用是我的体会。因为半夏毕竟属于辛温燥热之品，易伤阴，在用的过程中如出现伤阴的情况，可以不必减量易药，加入具有滋阴安神的药，如百合、黄精、五味子之类即可。半夏治失眠古已有之，最早的可以追溯到《黄帝内经》的半夏秫米汤。现列古人用半夏治疗失眠有关资料供大家参考。如治厥气客于脏腑，卫气不得入于阴而目不瞑，用秫米1升，半夏5合。

以千里流水8升，扬之万遍，澄取5升煮之，徐炊令竭为1升半。去其滓，饮汁1小杯，每日3次。稍益，以知为度。后世习以上方治疗痰湿内阻、胃气失和所致的夜不得眠。治大病愈后，虚烦不得眠，腹中疼痛，懊侬。半夏（洗）3两，秫米1斗，茯苓4两。以千里流水1石，扬之万遍，澄取2斗半，合煮诸药得5升，分5服。方见《肘后备急方·卷二》。

明代徐树丕《识小录》中以半夏配百部治疗失眠。该书“卷三”载：“半夏一名守田，一名水玉，能治夜不寐。姑苏张濂水，名康忠，常（尝）治董尚书浔阳不眠，用百部一两，半夏一两，董即得美睡，酬之百金。”

《冷庐医话·卷三》引《医经秘旨》云：“余尝治一人患不睡，心肾兼补之药遍尝不效。诊其脉，知为阴阳违和，二气不交。以半夏三钱，夏枯草三钱，浓煎服之，即得安睡，仍投补心等药而愈。盖半夏得阴而生，夏枯草得至阳而长，是阴阳配合之妙也。”半夏治失眠的疗效与其用量有关。《吴鞠通医案·卷四》载：“秀氏，23岁。产后不寐，脉弦，呛咳。与《灵枢》半夏汤。先用半夏一两不应，次服二两得熟寐，又减至一两仍不寐，又加至二两又得寐，于是竟用二两。服七八帖后，以《外台秘要》茯苓饮收功。”

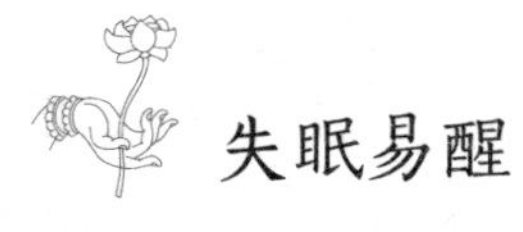

失眠易醒

【病案113】秦某，女，49岁。人略丰满，面白有点肿胀，晚上难以入睡，心烦，睡着了一会儿又醒了，再难以入睡。腰背酸苦，已经绝经。舌淡苔白，脉寸关浮滑，尺弱，饮食二便尚可。心脾两虚，浮阳上亢。

人参归脾汤加减

［组成］生黄芪 30g　当　归 15g　太子参 30g
茯　神 30g　白　术 12g　生甘草 15g
炒枣仁 30g　龙眼肉 25　柏子仁 15g
远　志 6g　木　香 10g　黄　精 30g
丹　参 30g　五味子 30g　生龙骨 30g
生牡蛎 30g　陈　皮 10g　大　枣 6 枚

［用法］7 剂。水煎服，每日 3 次。

1 周后复诊，已能入睡 6h，心烦腰酸已愈。由于失眠已经痊愈，从本治之，人参归脾汤合二仙汤加减制蜜丸善后。

按：我在临床上治疗睡眠不足的患者，一般习惯用人参归脾汤加减效果比较好。此案人参归脾汤解决心脾两虚，营血不足；生龙骨、生牡蛎潜阳重镇，引火归源；黄精、丹参、五味子专方治眠，标本兼治，故收效较著。

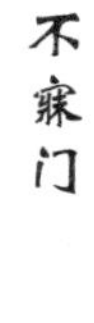

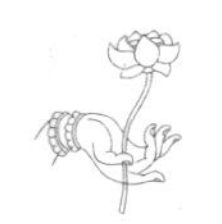

失眠重症

【病案 114】张某，女，60 岁。失眠已经十几年了，一直依靠西药地西泮入睡，但是近 3 日西药也失灵了，加大量也无济于事，已经连续 3 日没有入睡了。人烦躁不宁，精神疲惫。要求用中医中药试试。此人面显憔悴，两目血丝密布，双手寸关脉浮滑，舌淡红，苔薄白，饮食一般，大便略干，余无他症。迫切要求解决失眠问题。心肝火旺，神不得安宁。

处　方

［组成］生地黄 500g　　肉　桂 10g　　百　合 30g
知　母 10g　　蝉　蜕 10g

［用法］水煎 2 遍，取 250ml 左右，临睡前 1h 服下。

每天服用 1 剂，3 日后复诊，叙之，第一天晚上喝完药，肠鸣一阵，睡了 2h。第二天晚上睡了 6h，第三晚上睡了 6h，现按先生要求来转方。平脉，寸关已不浮滑，火已平定。

处　方

［组成］黄　精 50g　　辽五味 15g
合欢花 15g　　山　楂 15g

［用法］7 剂。水煎服，每日 1 次。

续服 1 周，睡觉时好时差。多年痼疾亦从缓计之。以麦味地黄丸合复方枣仁胶囊长期服用，1 个月后睡眠渐渐趋于正常。

按：此案例药量仅适用于心火过旺，大便偏秘者，脾弱中虚者不宜用。如果想用可以把生地黄改为熟地黄为宜。生地黄大量运用治疗失眠的作用不用质疑，但是在运用的过程中还是要注意脾胃的强弱。脾虚和寒湿的患者可以改生地黄为熟地黄，或者加干姜和珍珠母，以防止腹泻和胃中不适。

【病案 115】刘某，女，50 岁。最近 3 日，心情烦躁，昼夜不能入睡，几近精神崩溃。此人舌红瘦苔薄黄，脉弦细数，尺不足，眼结膜红丝满布，饮食正常，大便不干，烦躁不安，易怒无故发脾气，偶有头晕心悸，咽干痛。现已3日没有合眼入睡，痛苦之极。辨证为肝阴不足，肝阳上亢，神不得安宁。

丹栀逍遥散合二至丸加减

［组成］牡丹皮12g　栀　子18g　柴　胡12g　当　归12g
白　芍15g　茯　神15g　白　术10g　薄　荷10g
女贞子30g　墨旱莲15g　知　母12g　首乌藤50g
清半夏45g　法半夏45g

［用法］3剂。水煎服，每日2次。下午5时服1/3量，临睡前1h服2/3量。

3日后复诊告之，服药当晚即入睡6h，这两天已正常入睡，烦躁好转，效不更方，续服3剂，痊愈。

按：失眠一症临床很是多见，但观很多中医处理此症，多是酸枣仁汤之类，一方统管，不管辨证，故临床效果好坏参半。实际上失眠一证，临床上有多种原因，一定要辨证处理，针对病因下方用药。该案就是针对肝阴不足，肝郁化火，平肝散火，滋补阴液，用丹栀逍遥散合二至丸，外加安神药，首乌藤半夏知母，辨证加辨病，故收效较快。这里要指出的是首乌藤半夏一定要重用，量小杯水车薪不管用，切记！

【病案116】唐某，女，65岁。失眠多梦近10年，最近有愈演愈烈趋势，晚上几近睡不着觉。求诊中医，此人瘦削偏黑，脉浮濡，舌淡苔薄白，失眠特点是入睡一两小时即醒，就再也睡不着了，在床上辗转反侧，睡中的一两小时亦多梦纷纭，痛苦不堪，第二天乏困无力，二便饮食基本正常。

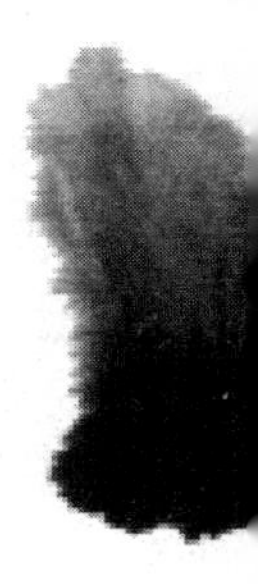

归脾汤加减

［组成］黄　芪 15g　当　归 15g　党　参 10g　茯　神 30g
白　术 10g　生甘草 10g　龙眼肉 10g　炒枣仁 90g
首乌藤 60g　清半夏 30g　木　香 10g
远　志 10g　白　薇 15g　大　枣 10 枚

［用法］3 剂。水煎服，每日 2 次。下午饭前服 1/3 量，临睡前 1h 服 2/3 量。

3 日后复诊，说效果很好，能一觉睡 4 ～ 5h，怪梦亦减少。要求继续治疗，效不更方，又服 10 剂，能睡 7h 左右，多年失眠痊愈，患者甚为高兴。

按：此例失眠辨证要点为睡后不久即醒，再无法入睡，此种特点一般为心血不足，无力养神，用归脾汤加减最效，调补气血。这与血瘀、痰郁导致的失眠不一样。治失眠要针对不同病机用药，才能取效，切忌千篇一律找个专方通用一气。具体问题具体分析，具体问题具体对待，这才是中医活的灵魂。

【病案 117】刘某，女，50 岁。2016 年 1 月 20 日初诊。自诉每晚难以入睡，即使睡着两三小时就又醒了，十余年来把人折磨得十分痛苦。经人介绍求治中医，此人失眠多梦，性急便干，月经已绝。脉象双关浮滑，舌淡苔白，饮食小便尚可，大便偏干。中医辨证为肝郁化火，脾虚津少。

丹栀逍遥散合百合生地知母汤加减

［组成］牡丹皮 12g　栀　子 12g　柴　胡 12g　当　归 15g
川　芎 20g　茯　神 30g　生白术 30g　生甘草 10g

合欢皮 30g　白蒺藜 30g　首乌藤 50g　生地黄 30g
知　母 10g　法半夏 30g　浮小麦 30g
大　枣 10 枚　香附子 12g
［用法］7 剂。水煎服，每日 3 次。

1 周后复诊，大便通畅，睡眠改善，一夜能睡 6h，患者甚为高兴，要求继续服药巩固。再续 7 剂，睡眠正常。

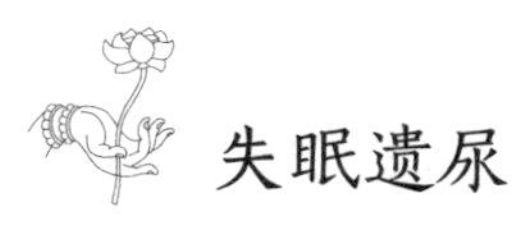

失眠遗尿

【病案 118】杨某，女，49 岁。头昏，失眠，多梦，烦躁，心悸，烘热，尤其是尿多，一会一上厕所，还尿不多，内裤整日湿淋淋的，甚是苦恼。求治中医，要求先解决睡不着觉和遗尿问题，且勉强睡着噩梦纷纭。脉浮滑，舌淡苔白，饮食大便基本正常。此证为妇女更年期综合征，中医辨证肝肾阴虚，相火上炎。

处　方

［组成］淫羊藿 30g　仙　茅 10g　巴戟天 10g　黄　柏 10g
知　母 10g　肉　桂 10g　百　合 15g　生地黄 25g
浮小麦 50g　女贞子 15g　墨旱莲 15g　益智仁 30g
香附子 10g　赤白芍各 50g　生龙骨 30g　生牡蛎 30g
炙甘草 30g　炮　姜 15g　生麻黄 10g
大　枣 6 枚
［用法］7 剂。水煎服，每日 3 次。

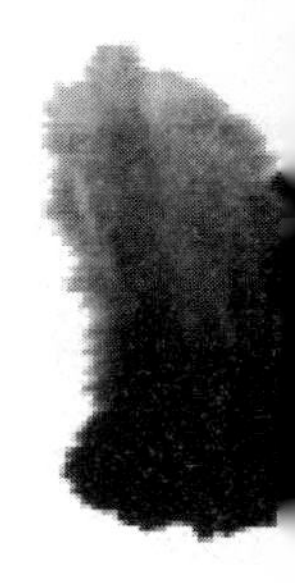

1周后，复诊：头昏、心悸、烦躁、烘热消失，失眠遗尿略有改善。效不更方，上方加首乌藤50g，续服7剂。

三诊时，失眠多梦大有改善，前方再续7剂，遗尿痊愈。患者甚为满意。后以知柏地黄丸和复方枣仁胶囊善后。

按：此案是一典型且临床常见病，治疗起来并不复杂。我治疗此类病，大多是以二仙汤为主进行加减。此案二仙汤淫羊藿、仙茅、巴戟天、黄柏、知母、肉桂治本；百合知母地黄汤合甘麦大枣汤安神定志；桂枝龙牡汤加强安神治失眠；二至丸滋补肝肾；滋肾丸和芍药甘草汤外加麻黄炮姜治遗尿；香附子疏肝解郁。全方标本兼治，既针对病机考虑，又不离专药。

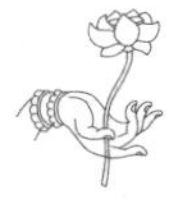

心衰失眠

【病案119】李某，男，63岁。心力衰竭多年，最近严重，十分恐惧。经多人医治效果没有改善，慕名赴西安求诊于余。此人胖粗壮，颜面暗灰，脉象弦滑结代，舌淡苔白。心口痛，胸闷气憋喘不上气来，尤其是半夜，无法躺下，更不能安眠。吃了很多西药和救心丸无济于事，近几日愈发严重，惶惶不可终日。饮食二便基本正常。中医辨证为胸阳不振，痰瘀血阻。

瓜蒌薤白半夏汤合葶苈大枣汤加减

［组成］全瓜蒌30g　薤　白30g　清半夏30g　桂　枝15g
肉　桂15g　羊红膻30g　枳　实30g　丹　参30g
香附子18g　郁　金15g　炙甘草30g　陈　皮10g
制附子10g　葶苈子15g　石　斛30g
大　枣3枚

［用法］7剂。水煎服，每日3次。

1 周后，复诊：胸闷憋气消除，已经能躺下睡觉，胸口也不痛了，患者大喜。又言吃这药后大便次数略多，每日 2 ～ 3 次，稍感乏困，上方继续，略加两味药，续服 7 剂。

瓜蒌薤白汤合葶苈大枣汤加减

［组成］全瓜蒌 30g　薤　白 30g　清半夏 30g　桂　枝 15g
肉　桂 15g　羊红膻 30g　枳　实 30g　丹　参 30g
香附子 18g　郁　金 15g　炙甘草 30g　陈　皮 10g
制附子 10g　葶苈子 15g　石　斛 30g
大　枣 3 枚　淫羊藿 30g　红参片 15g

［用法］7 剂。水煎服，每日 3 次。

按：我治此类心脏疾病，胸阳不振，痰瘀血阻，不管是冠心病还是心力衰竭，喜欢用瓜蒌薤白汤合葶苈大枣汤，外加丹参饮。效果常常是一剂知，二剂已。如无心力衰竭之证常用瓜蒌薤白汤合丹参饮，胜过活血通瘀法。故再次提醒医者，不可胶柱鼓瑟活血通瘀一法，仅会用桃仁、红花、三七、川芎一类药。要学会辨证施治，有是证用是方，有是证用是药。

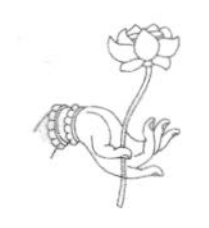

失眠三日

【病案 120】张某，女，50 岁。人略胖，近 3 日无法入睡，烦躁苦恼无比，吃了其他医生开的药不管用，慕名求诊，要求解决睡觉问题。此人舌淡苔白，脉沉濡，手脚心发热，烘热阵汗，饮食二便基本正常，有甲减病史。

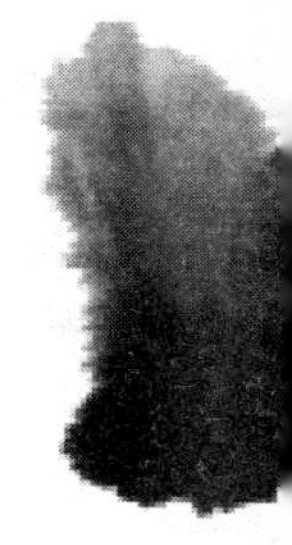

处 方

[组成] 淫羊藿 30g　仙　茅 15g　巴戟天 30g　黄　柏 10g
知　母 10g　当　归 10g　生龙骨、生牡蛎各 45g
黄　精 30g　蝉　蜕 30g　柏子仁 30g　炒枣仁 45g
丹　参 30g　菟丝子 15g

[用法] 7 剂。水煎服，每日 2 次。下午喝 1/3 量，临睡前喝 2/3 量。

3 剂喝完，酣然入睡，又 3 剂吃完，诸症消失。患者大喜专程来道谢。

按：此案从本入手，抓住老年妇女更年期之证，用二仙龙牡汤釜底抽薪，再用专药黄精、蝉蜕、柏子仁、炒枣仁安眠，标本兼治，丹参、菟丝子补肾兼调整雌激素水平，故收速效。

抑郁失眠

【病案 121】王某，女，62 岁。患抑郁症近两年了，现服西药黛力新，对什么事都不感兴趣，懒动烦躁，眼睛发雾，经常失眠几昼夜不睡，不想活。此人已经两天两夜没有睡觉了，烦躁不宁，饮食一般，不渴，大便 3 ～ 4 日一次，较困难。舌红苔薄，脉弦细微数。常吃褪黑色素、地西泮、复方枣仁胶囊、石斛夜光丸等药，时效时不效，近两日服上述药均不起作用。无奈，采取中医急时治标之法，当晚服朱砂 1g，蝉蜕（颗粒）1.2g（相当饮片 12g），当晚就熟睡 7h 左右，病人大喜。第二天晚上如法炮制，仍然起效，连用 3 日，停药观察，失眠改善。

按：通过实践证明，在中药一般常法治疗无效时，可以采取救急之法，先扭转病势的发展，再从本治疗，不失为一种好办法。

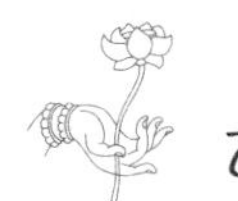

乙肝失眠

【病案122】郭某，男，39岁，系一房地产老总。有乙肝家族病史，现本人为小三阳，无肝硬化，经常因肝区不适在我处中药调理。一日告知我，最近睡眠特别不好，入睡困难，半夜2点钟还睡不着，勉强睡着噩梦纷纭，第2日乏困无力，心情烦躁。要求先解决一下这个苦恼。我说不妨先吃两片地西泮，答曰不想吃，肝不好，西药还是免了吧。让余给开几剂中药试试。此人高大魁梧，面色红暗，色泽光润，舌红苔黄厚腻，小便黄，大便不干，饮食正常，脉弦滑大，肝区微胀痛。辨证为肝胆湿热，热盛神伤。

甘露消毒丹加减

［组成］藿　香10g　　白豆蔻6g　　石菖蒲10g
　　　　滑石粉30g　　茵　陈30g　　川木通12g
　　　　连　翘30g　　黄　芩30g　　射　干10g
　　　　浙贝母15g　　薄　荷10g　　丹　参50g
　　　　炒枣仁30g　　珍味母50g

［用法］3剂。水煎服，每日3次。

3日后，复诊：效果不大，仅小便利些，肝区不太痛了。再次要求想想办法，尽快解决失眠多梦问题。重审上方，我认为基本对证，只是安神药不效。于是，将上方中炒枣仁取掉，换上首乌藤60g，白薇30g，再服3剂。结果，患者后告之当晚10点钟就睡着了，一夜未醒至早晨6点，噩梦已大为减少。效不更方，又服5剂平安。

按：此案中甘露消毒丹是清热利湿的名方效方，我常用于临床中治疗湿热证，不分病种，故不再解释。要特别指出的是前方用炒枣仁不效，及时换上拿手的首乌藤就立即起效，白薇止梦。这是看点，望

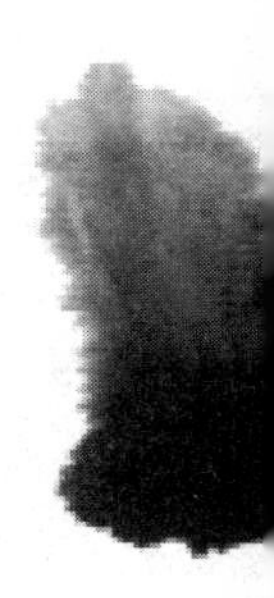

注意。切记，首乌藤要大量。白薇止梦我是从已故医家祝谌予先生那里学的。祝老说："多梦加白薇，这是我一个经验，很多的患者特别是肝炎患者，老是那个乱梦纷纭的那些患者，白薇是清肝热的，白薇这味药确实对这个尽做乱七八糟梦的人非常之好用"。《名老中医传略·学术·传人丛书：祝谌予》载，临床治失眠证，常用半夏、茯神、枣仁、黄精、首乌藤、五味子等药，其中半夏和首乌藤最多，效果也最显著，所以不厌其烦地推荐给大家，希望诸位同道用之。

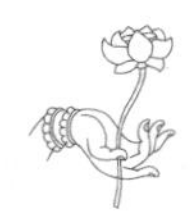

劳累失眠

【病案 123】患者，男，三十七八岁，为宁夏来西安的打工者，长途跋涉，几天未合眼，心烦急躁，疲倦之极，双目血丝满布。求诊，尽快用药让他睡几天。我观别无他症，仅疲乏过度，神无法安静。

四君子汤加减

［组成］北沙参 50g　茯　神 50g　白　术 12g　黄　精 50g
五味子 10g　甘　草 6g　大　枣 6 枚

［用法］3 剂，水煎服。下午 5 时起服第一次，量为药的 1/3，晚上 9 点服第二次，量为药的 2/3，睡前热水洗脚。

3 日后，复诊：按先生要求服药当晚就睡着了，一觉就到了第 2 日上午 9 点，起来后，已不疲乏，精神也为之安静。我随即告之，不用再服药了，注意劳逸结合就行了。

此类失眠我临床一般都是针对不同证情，选好方子，加重有效安神之药即能收覆杯之效。此案重点在于用了黄精，稍佐五味子。

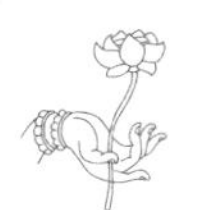

脑瘤失眠

【病案124】胥某，女，67岁，前一段时间体检查出脑部有一个小胶质瘤，认为得了不治之症，自此忧心忡忡，后发展为整天烦躁易怒，睡不着觉，后在某老中医处吃药半个多月，基本上是酸枣仁一类的药，仍然解决不了睡眠问题，白天黑夜无法入睡，人几乎到了精神崩溃的地步，经人介绍求诊于余，要求迅速解决失眠问题。

此人憔悴不堪，两眼圈乌青，焦急烦躁，舌红苔黄腻，脉弦滑有力，手脚心发烫，小便黄，大便黏溏。辨为肝郁胆热，热扰心神。本想用黄连温胆汤，恐缓不济急，于是起用大剂生地黄。

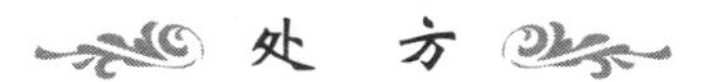

处　方

［组成］生地黄500g　　肉　桂10g

蝉　蜕25g　　黄　连10g

［用法］3剂。水煎，晚上顿服。

结果当天晚上熟睡7h，3剂服完，连睡3日，患者高兴万分，逢人便赞遇到了神医。我笑曰，不是神医，是神方。后为巩固疗效，改为丹栀逍遥散合温胆汤7剂，彻底治愈失眠。

发热门

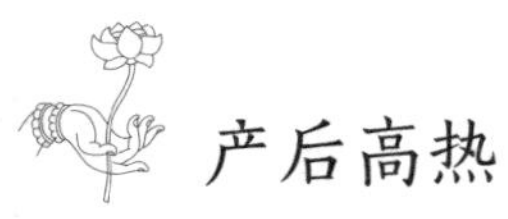

产后高热

【病案125】金某，女，28岁。2016年6月29日诊，患者体高人胖，体重200多斤，剖宫产后2日，高热39.5℃不退，医院注射抗生素和美林退热药，退后又发热，受患者家属邀请出诊。此人高热，无汗，怕冷，两天没有排便，乳房胀痛兼硬结，医院住院大夫叫不停揉乳房，越揉越痛，越揉体温越高，奶水不下。舌淡苔白，脉滑数。中医辨证为阳明热盛，热毒内蕴。西医病名：急性乳腺炎。

竹叶石膏汤加减

［组成］生麻黄10g　生石膏60g　柴　胡10g　青　蒿30g
淡竹叶30g　清半夏15g　北沙参30g　麦　冬30g
知　母15g　粳　米15g　生甘草10g
金银花200g　蒲公英30g

［用法］3剂。水煎服，每2小时1次，每次200ml。

服后，当晚热退人安静，30 日清晨高热再起，39℃，排便两次，要求继续服药，并用吸奶器吸奶水。7 月 1 日清晨，已退热不反复，奶水通，人安静，痊愈。

按：此病在妇科很常见，急性乳腺炎，西医处理就是消炎退热，严重时切开引流。一旦抗生素不效，西医亦无特效办法，中医治疗此症易如反掌，效果显著。此案，西医抗生素退热药都用上了，仍然控制不住，中医 3 剂药就解决了。用竹叶石膏汤，产后，又是剖腹产，气阴两伤，怕冷无汗加麻黄解表，柴胡、青蒿、知母、生石膏清热，金银花、蒲公英、生甘草清热解毒散结。方药对症，丝丝入扣，故见效神速。

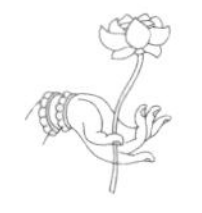

乳蛾高热

【病案 126】患者，女，10 岁左右。该患者为我一位患者的女儿，其母于深夜微信求诊。诉其女儿化脓性扁桃体炎 5 日伴高热不退，每日持续高热达 40℃，住院期间用阿奇霉素输液 3 日，病势不减。口服退热药后，体温尚能维持正常 3h，之后便又回到 39℃以上，主治医生让其物理降温，但试过依然无效。此种情况患者无法面诊，体征、舌、脉不详，甚难处方，只能根据以往经验，急予试服。

五根汤合柴葛解肌汤加减

［组成］葛　根 6g　板蓝根 10g　山豆根 6g　芦　根 10g
白茅根 10g　藿　香 6g　红　花 3g　大　黄 2g
柴　胡 10g　黄　芩 10g　青　蒿 15g　金果榄 10g
清半夏 10g　鱼腥草 30g　木蝴蝶 10g
生甘草 10g　大　枣 3 枚

［用法］3 剂，水煎服，每日 3 次。

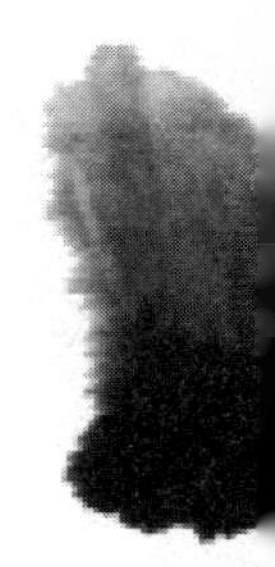

后患者母亲微信反馈服药一次体温便开始下降，3剂药服完其病若失。并言其家人被传染，也发热，按原方服用一剂高热便退。

按：五根汤（葛根、板蓝根、山豆根、芦根、白茅根、藿香、红花、大黄）乃内蒙古老中医李凤林之验方。主治小儿伤风感冒、流行性感冒、扁桃体发炎（乳蛾证）、猩红热、无名高热等。据云其方不仅具有消炎杀菌、抗病毒作用，而且还可以不分季节，也不管患儿发热还是恶寒、恶风，一律适用。可以说是治疗这方面疾病的专方。王老师著作《杏林求真》里有相关记载，此不再详述。青蒿配柴胡是王老师个人经验，临床应用退热效果甚佳，但常剂量较大，因此为小孩取轻剂。金果榄、木蝴蝶，清热解毒利咽。鱼腥草，消痈排脓。柴胡与葛根又具柴葛解肌汤意，两药合用疏散外邪、解肌退热。半夏、生姜、大枣和胃健脾以防苦寒伤中。甘草调和诸药。全方辨证用方与专病专方相结合，多管齐下，故能一剂知，二剂已。

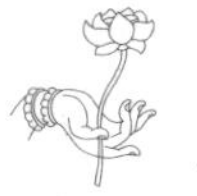

反复发热

【病案127】钟某，男，3岁。发热39.5℃左右，连续1周，用西药美林和消炎药，前两天还能退热，以后就不管用了，输液也不起作用，四肢发凉，每天白天高热不退，吃得少，大便软，医生说是扁桃体发炎引起的。脉舌象不明。家长十分焦急，从福建打电话过来，求治。

五根汤合小柴胡汤加减

［组成］葛　根6g　板蓝根6g　山豆根6g　芦　根6g
白茅根6g　藿　香6g　红　花3g　大　黄2g
柴　胡10g　黄　芩10g　青　蒿15g　金果榄3g

清半夏 10g　太子参 10g　仙鹤草 30g
生　姜 6 片　生甘草 10g　大　枣 3 枚
［用法］3 剂。水煎服，每日 3 次。

第二天，家长报告服用 1 剂药后热就退了。

按：此案乃小儿退热专方五根汤和定时发热专方小柴胡汤结合，方药对证，故收一剂知，二剂已之效。

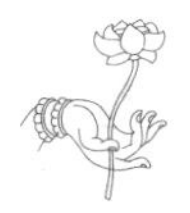

外感高热（湿温）

这是湖北荆门黄天刚学生整理的一篇医案，我觉得对指导治疗流感有一定的意义，希望引起大家注意。

【病案 128】易某，男，21 岁，军人，在探亲归队后突发高热。高热 40℃持续不退，经输液吊水 2 日依然如故，遂转中医治疗。

2018 年 2 月 1 日，初诊：颜面潮红，精神萎靡，体温 40℃，头痛，浑身无力，畏寒无汗，口干口苦，口唇干裂，咳浓痰，深呼吸以及咳嗽的时候右胸疼痛明显，大便稀，色暗红，小便黄。睡眠、饮食差，舌质暗红，中后部黄腻苔，由于是网诊脉不详。此为湿热瘀积中上焦，热重于湿，辨证为湿温，应清热、祛湿、化浊、解毒。

2018 年 2 月 3 日，在王幸福老师的指导下用药。

处　方

［组成］北柴胡 30g　葛　根 30g　生甘草 10g　黄　芩 30g
金荞麦 30g　鱼腥草 30g　羌　活 10g　白　芷 10g

赤　芍 10g　桔　梗 6g　生石膏 60g　杏　仁 10g
清半夏 10g　飞滑石 30g　生薏苡仁 60g　白通草 5g
白豆蔻 10g　淡竹叶 15g　厚　朴 10g　冬瓜仁 10g
桃　仁 10g　苍　术 10g　芦　根 60g
生　姜 6 片　大　枣（切）3 枚

［用法］1 剂。水煎服，每日 3 次。

当日服药 3 次，大便 6 次，水样便，体温在 38.6 ～ 39.2℃波动，未出汗，用退热栓一次强行退热。但几小时后高热又起。2 月 4 日患者说早上感觉舒服一些了，但是右胸痛，咳浓痰，黄色的，体温 39℃，有口苦口干，从发热一直没有出汗，昨天晚上没有大便，睡得还好，浑身无力，比较疲倦想睡，把情况反馈给王幸福老师。

处　方

［组成］麻　黄 15g　羌　活 10g　白　芷 10g　北柴胡 50g
生石膏 60g　飞滑石 30g　生薏苡仁 60g　白通草 5g
白豆蔻 10g　金荞麦 30g　鱼腥草 30g　黄　芩 30g
芦　根 30g　淡竹叶 15g　厚　朴 10g
冬瓜仁 10g　苍　术 15g

［用法］1 剂。水煎服，每日 3 次。

2 月 4 日服完药微出汗，大便 3 次，体温降至 37℃，但胸痛仍没有缓解，口干没有胃口，有恶心欲吐感，当晚出大汗，舒服很多。

2 月 5 日体温 37℃，仍然胸痛，咳痰，纳差。

处　方

［组成］北沙参 30g　桃　仁 12g　冬瓜仁 30g
生薏苡仁 100g　清半夏 30g　鱼腥草 30g
金荞麦 30g　黄　芩 30g　桔　梗 10g
生甘草 30g　炙枇杷叶 15g　前　胡 15g
焦山楂、焦麦芽、焦神曲各 30g　苍　术 10g
厚　朴 10g　草　果 10g
陈　皮 10g　桑白皮 15g

［用法］2 剂。水煎服，每日 3 次。

2 月 7 日，胸痛好转，仍不能深呼吸，精神状态明显好转，睡眠好，容易出汗了。继续服药观察。2 月 8 日，胸痛继续减轻，但有口苦便溏。

处　方

［组成］柴　胡 30g　黄　芩 20g　法　夏 30g　陈　皮 30g
瓜　蒌 15g　薤　白 15g　苍　术 15g　厚　朴 15g
草　果 10g　甘　草 10g　藿　香 15g　佩　兰 15g
干　姜 10g　金荞麦 30g　薏苡仁 60g　麻　黄 10g
杏　仁 10g　黄　连 10g　黄　柏 15g
大　枣 6 枚
焦山楂、焦麦芽、焦神曲各 15g

［用法］3 剂。水煎服，每日 3 次。

2 月 9 日，胸痛继续好转，舌苔退去，但有大便时肛门火辣感，嘱继续服药观察。

2月10日，胸痛基本消失，肛门火辣感减轻很多，嘱继续服药观察。

2月12日，症状消失，基本痊愈。后期饮食调理。

在治疗中王老师一再强调，治外感病一定要胆大心细，抓住时机，随证用药，证变方变，不可一成不变。即古人说的：走马看伤寒。另外要注意湿温病治疗和一般病外感治疗不一样，此病治疗时间长，病情易反复，一般需要十天半个月。此点要注意，不可操之过急。

胡洋按：一诊处方实为柴葛解肌汤合三仁汤再合千金苇茎汤为基础，“陶氏柴葛解肌汤，邪在三阳热势张，芩芍桔甘羌活芷，石膏大枣与生姜”，本证发热恶寒无汗，口干苦，舌苔黄，为风寒犯表郁而化热之证，用柴葛解肌汤散寒解肌退热，观其舌象中后部黄腻，便溏溲黄，湿热胶结中上二焦，用三仁汤利湿化浊，“上焦开发，宣五谷味，熏肤充身泽毛，若雾露之溉”，邪热蕴结肺脏，宣发肃降失常，郁热壅肺，痰瘀互结，血败肉腐成痈，故咳嗽、胸痛、咳出大量脓痰，治疗上又需加用清肺化痰，逐瘀排脓之法，用千金苇茎汤，苇茎甘寒轻浮，善清肺热，故为君药。瓜瓣清热化痰，利湿排脓，能清上彻下，肃降肺气，与苇茎配合则清肺宣壅，涤痰排脓；薏苡仁甘淡微寒，上清肺热而排脓，下利肠胃而渗湿。此方还涵盖了小柴胡汤加石膏汤在内，经方大家胡希恕老先生，生前最喜用小柴胡汤加石膏治疗肺炎，且效果显著。

浙江名医杨继荪先生一生治疗痰热咳嗽，善用黄芩、鱼腥草、金荞麦为药，号称清肺热“三板斧”，疗效卓越。王师吸取二位前辈经验将二方合为一体，加入甘草桔梗汤，专治肺热咳喘证，取效更速，是他临床上惯用的宝贵经验，一剂后未汗，可见寒邪闭表之重，表寒实证必须因势利导，从汗而解，故二诊调整处方，加用麻黄发汗，给邪以去路，仍以三仁汤、柴葛解肌汤、清肺热“三板斧”立法，服药得汗，热势已折其大半，肺胃阴虚之象渐渐显露，血败肉腐尽化为痈脓，当在前法基础上滋阴润肺排脓，健脾开胃，大剂量薏苡仁清肺排脓，这是王师自己曾经亲身试用得来的经验，再诊时诸症悉减，仍以小柴胡汤合清肺热三药，加化湿醒脾法善后。此病类似于现代医学的大叶性肺炎、肺脓肿之类疾病，外感热病起病急，传变较快，数诊处方变化较大，药随证转，如抽丝剥茧，认证需准确无误，处方大胆心细。

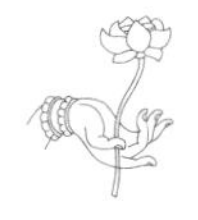

子时发热

这是我早年的一则医案，距今约二十年了，因印象深刻，治法典型，所以回忆写出。

【病案 129】1992 年 9 月，一日我父亲和我接到讯息，说我的祖母快不行了，要求我们回老家见面以告别。接信后我连忙请好假直奔老家。回到老家农村，看到祖母已穿好寿衣，躺在床上。

时年 83 岁。老人一生生育较多，又是一辛勤之人，待人和气，尤其是小辈特亲，我们都很喜欢。看到慈祥的奶奶，即将走完人生，告别人世，心中不免伤悲。此时，我的祖母甚是安详，躺在床上毫无惧色，静心等待，此时的症状是每晚子时发热，饮食这两天已停，二便全无。我的叔父，在当地接受治疗 1 周余，并请了同行好友及县上名医，用尽了抗生素，病情并未好转，一致认为年龄已大，应该是回归自然的天限了。故放弃继续治疗，并召集儿女子孙，亲戚朋友准备后事。

此类风俗现象我在早年乡下时，已很熟知。但是作为中医，我观祖母不像是要离世之人，且祖母生前待我甚亲，我和祖母感情笃深，不忍其等死。故请示叔父我能否用中医治一下，叔父听后，感到一惊，说怎么没想到中医？于是鼓励我治治看。

于是，我再次上前，对祖母进行四诊时，面安静神祥，清癯，舌瘦苔干厚燥，口气重浊，脉双关深滑有力，寸尺不足，按压少腹有块结，按时触眉，问曰不痛，身不发烫，无汗，近 1 周无大便，每晚子时准时发热，近天明后退热。辨证为少阳阳明证。

大柴胡汤合调胃承气汤

[组成] 柴　胡 30g　　黄　芩 15g
法半夏 12g　　白　芍 10g
枳　壳 10g　　酒大黄（后下）10g
芒　硝（后下）10g　　炙甘草 10g

[用法] 2 剂。水煎服，每日 3 次。

当天下午，去县里抓药，晚上服下第一剂。此时，服药后我忐忑不安，这么大的年龄，多人施治不效，我一青年中医竟冒昧上手，真有点后怕，一夜未睡实。因我姑母守夜，第二天一早起，我就上祖母室中探询。姑母告之昨夜解一尿盆大便，先干如小石块，后稀溏，臭气熏天，解后熟睡至今。我听后一颗悬在半空的心才算落地。第二日白天，祖母知饥，要求喝了半碗稀粥，又将上药的第二遍药汁服了一次，当晚即未再发热。

此仲景方之神效，惊得我是目瞪口呆，真服了经方。2 剂药当时不足 3 元钱。至此，又停药用粥调理 1 周，祖母痊愈，一家人欢喜高兴散去，而后祖母又活了五年而逝。此是后话。

按：此案并无什么出奇之处，如放在一老医之手，应该是小菜一碟。但当时我正处在青年时期，辨证施治还未形成风格，尤其是对经方的使用还不是娴熟老道，能取得一剂知，二剂已的效果，对我来说真是极大的鼓舞，从而更坚定了我走经方和汤方辨证的道路。

此案的辨证眼目在于子时定点发热，此类医案我看得比较多，见很多名医都用小柴胡汤加减治疗，神效。故而，我遇证时，脑子里首先就想到了少阳证柴胡剂。因 1 周大便未解，腹诊有结块，故又定有阳明证，至此大柴胡汤证就顺水推舟而出，因年龄大又想到了调胃承气汤，所以两方合在一起，收到如期效果。在这里我要强调一点：要想学好中医，一定要熟知方证条文，并大量记忆名家医案，这样既有抽象规律准则，又有形象具体“模特”，临床中就会轻车熟路，快捷高效。这也算是我一点告之年轻学子的“捷径秘诀”吧。

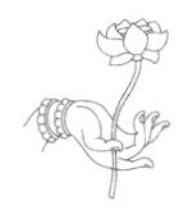

感冒发热半月不愈

【病案 130】我一老战友，男，58 岁。患感冒，头痛，颈肩痛，身痛，发热，鼻塞，咳嗽，胸闷微喘，饮食无味，大小便正常。有高血压和糖尿病。舌红苔白腻，脉弦滑微数。半个月前因感冒在高新医院先点滴 3 日不效，继之住院治疗 1 周，使用国产抗生素、进口抗生素，仍然无效。痛苦不堪，气急出院，寻求中医治疗。经过四诊辨证，断为柴胡桂枝汤证。告之，3 剂药解决问题，老战友一听，直摇头，1 周能解决就行啊，立马请你吃饭。

柴胡桂枝汤加减

[组成] 柴　胡 30g　黄　芩 30g　半　夏 30g
党　参 50g　桂　枝 15g　白　芍 15g
羌　活 12g　葛　根 30g　苦　参 10g
草　果 3g　生甘草 6g　鱼腥草 30g
金荞麦 15g　生　姜 6 片　大　枣 3 枚

[用法] 3 剂。水煎服，每日 3 次。

3 日后如约复诊，进门就说中医了不起，真神速。高新医院花的钱真冤枉，过几天吃饭去。现症是头、身、颈椎已不痛了，发热鼻塞亦好了。就是还有轻微咳嗽和痰。于是又开小柴胡汤加鱼腥草、金荞麦、桔梗之类药，3 剂，痊愈。

按：此案的辨证依据一点都不复杂神秘，简单至极。就是汤方辨证。太少合证。

《伤寒论》原文第146条：伤寒六、七日，发热微恶寒，烦疼，微呕，心下支结，外症未去者，柴胡桂枝汤主之。

柴胡桂枝汤方

桂枝（去皮）一两半　黄芩一两半　人参一两半　甘草（炙）一两　半夏（洗）二合半　芍药一两半　大枣（擘）六枚　生姜（切）一两半　柴胡四两

上九味，以水七升，煮取三升，去滓，温服一升。本云人参汤作如桂枝法，加半夏、柴胡、黄芩，复如柴胡法，今用人参作半剂。

此案我想说两个问题，一是对于外感的治疗我一向是不分型的，什么风热、风寒，湿热、虚寒，而是见证开药，桂枝证、柴胡证、白虎汤证、银翘散证、三仁汤证。有是证用是药，这样更直接准确。上案就是这样处理的，方便简捷，效果立现。二是在用成方时可根据兼证略为加减，但不能喧宾夺主。这只是我一家之言，仅供参考。

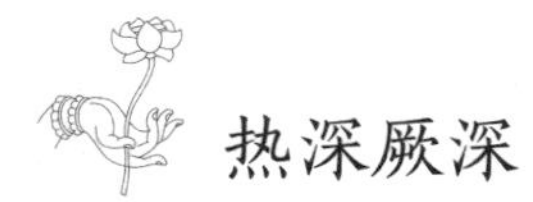

热深厥深

这是一份追忆式医案。想当年在读《伤寒论》时，读到“厥深者热亦深，厥微者热亦微”一句时，意思明白，认识不深，临床多年也一直未见到这样的患者，直到前年才身临其境，体会颇深，医圣张仲景不我欺也。

【病案131】2009年5月某日我感冒发热，第一天吃了几片药，未见好转。第二天中午以后，又开始发热身痛无汗。测体温40℃，乏力无神，本想用点解表发汗退热的药，不料一会儿，全身发冷，四肢冰凉，连盖3床被子无济于事，犹如年轻时“打摆子一样”，一派厥象。

我本阳虚体质，自思是否昨日发热，服用复方阿司匹林片后过度发汗造成厥逆证，怎么办？用四逆汤急救回阳。但又细想，不该这么快就现寒厥证，摸脉沉滑有力不微，测体温，体温表已测不出，因最高刻度只有42℃（我年轻时曾有过高热突破42℃的经历），表显热，症显寒，这时又突然想到《伤寒论》上的“厥深者热亦深，厥微者热亦微”的那句话。这应该就是张仲景说的，“凡厥者，阴阳气不相顺接便为厥。厥者，手足逆冷者是也”。内热甚，外愈寒，内外不通也。开外清内，实为正治。

大青龙汤

［组成］麻　黄30g　桂　枝15g　生石膏100g
　　　　杏　仁12g　生　姜10片　生甘草10g
　　　　大　枣12枚

［用法］1剂。水煎服。

恐怕不能发汗，又加服复方阿司匹林片，服后0.5h内，心中烦躁，四肢全身更冷，直打寒战，覆被1h后，大汗淋漓，湿透衣衫，寒厥顿除，体温退至37℃。全身也不痛了，精神好转，后以米汤代替桂枝汤善后，2日痊愈。

按：经此一证，使我进一步确信《伤寒论》是一部伟大的临证指南，古人不虚言也。书上记载的东西不是以我们个人的认识为转移的，我们没见过的不等于古人没见过，先圣祖先们，经过几千年与疾病的斗争经验是可靠的，也是丰富的，很值得我们继承和发扬。

◎网友交流

网友ldaoyisheng：曾有过一次类似经历，高热40.2℃，寒战，全身乏力。当时脑子还是很清晰，但手已拿笔不稳，嘱妻子书大青龙汤加减一剂，第一次服完总量一半然无汗，体温40.5℃，约1h后服第二次，盖被入睡，约0.5h后出汗，

2h之后开始热退，嘱妻子熬稀粥一电饭锅，每0.5h喝一小碗，到晚上6时体温已正常，只是感觉有些乏力，无畏寒等症。次日早上便去上班，发热再未反复。只是喝稀饭喝得小便特别多，晚上起来小便五六次。呵呵，这也是我懂事起唯一一次高热。当时父亲要我输液，当时我正读黄煌先生的《经方一百首》，正愁无此病案，于是乎来自己做了个试验，果真覆杯而愈，不得不叹服经方之妙！后来给一哺乳期高热妇女，也是一剂退热。此方对证，效如桴鼓！

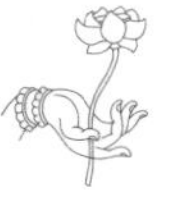

夜间高热

【病案132】郭某，男，35岁。近1周感冒发热，咽喉痛，咳嗽时有少量痰，有糖尿病病史。医院诊断为支原体感染，注射阿奇霉素1周，基本已不咳嗽，但每晚12时左右仍发热38.5℃，伴有汗出乏力多梦。此人脉浮濡微数，舌微红有齿印，苔白水滑，食呆，大小便尚可。要求中医重点解决夜间发热一证。辨证为阴虚发热。

青蒿鳖甲汤合小柴胡汤与三物黄芩汤

［组成］青　蒿30g　鳖　甲15g　西洋参15g
白　薇15g　玄　参30g　地骨皮30g
柴　胡30g　黄　芩50g　生地黄30g
苦　参10g　生甘草10g

［用法］3剂。水煎服，每日3次。

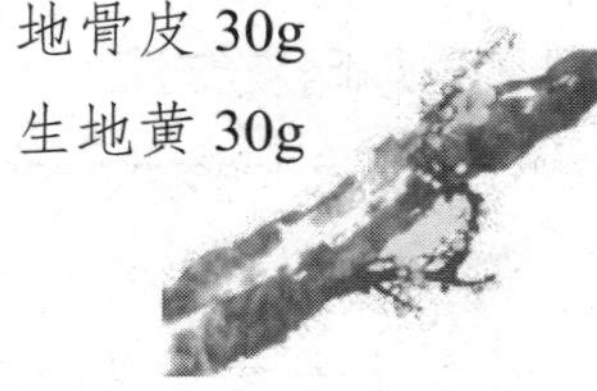

因患者是熟人，服药次日就来告知，夜间未再发热，同时说药苦难喝，能否停服。我告之为苦参所为，热刚退，还需巩固。后坚持把剩余2剂药服完，夜间高热未再起。

按：此病例由于辨证准确，用药得当，达到了一剂知，二剂已之效。所以，不要认为中医只能治慢性病，急性病一样能治。此案清热与滋阴并举，因病时已长，体阴虚耗已现，故以滋阴为主，清热为辅。柴胡、黄芩、苦参、青蒿、白薇清热；鳖甲、生地黄、玄参、西洋参、地骨皮滋阴，甘草调和诸药。因定时发热用小柴胡汤，因虚热用青蒿鳖甲汤，因糖尿病兼瘀热用三物黄芩汤，3方均有清虚热滋阴液的作用，集中火力，重复用药，共奏佳效。此法乃学仿唐代大医孙思邈之思路。此案还有一点要说明，阴虚发热仅从症、时、脉上考虑用方药，舌象不支持，故舍之。在临床上常有此现象，或舍脉从症，或舍舌从症，或舍症从脉；或舍症从舌，要灵活处之，切忌胶柱鼓瑟，死板教条，求全责备，一切以临床取效为是。

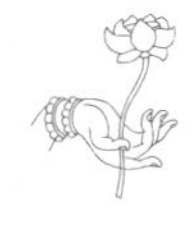

病久发热

【病案133】王某，男，38岁。人高瘦羸，面白皙，发热已1个月余，每天下午高热38℃以上，人发困无力，在某三甲医院治疗半月，用过各种抗生素，包括昂贵的进口药，无效，激素用过热退后又发热。影像检查心脏三尖瓣闭锁不全，有一小增生物，心悸，脉浮大无力而数，舌淡苔薄，饮食二便基本正常。要求中医治疗。辨证为气阴两虚，虚热痰凝。

青蒿鳖甲汤合生脉散与桂枝龙牡汤加减

［组成］青　蒿50g　炙鳖甲30g　制龟甲25g

银柴胡 25g　生地黄 15g　南、北沙参各 30g
西洋参 20g　麦　冬 45g　辽五味 15g
桂　枝 30g　炙甘草 30g　生龙骨、生牡蛎各 30g
红景天 30g　银杏叶 30g　七叶一枝花 30g
浙贝母 20g　丹　参 30g　生　姜 6 片
大　枣 5 枚

［用法］7 剂。水煎服，每日 3 次。

1 周后复诊，热退人有力，无心悸、心慌，医院复查心脏三尖瓣小增生物已无，但服药后便溏。患者大喜，要求巩固治疗。补中益气汤合生脉散善后。

按：此病治疗在西医看来无法治疗，在中医看来还是比较容易的。久病发热，气阴两虚，益气和阴就行。虚热，青蒿鳖甲汤；滋阴，生脉散；散结，消瘰丸；其余随证加减。方证对应，故见效神速。

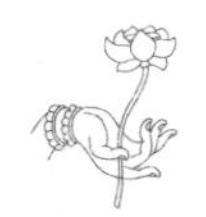

肺癌高热

【病案 134】铁某，男，55 岁。肺癌晚期，高热不退，住院后连续注射抗生素十余日而不见效。受患者家属邀请赴院出诊。此人消瘦，面略黑，因不知详细病情，观其精神尚可，脉浮滑数，舌淡红，苔薄白，汗后热略退，旋即高热再起，体温常在 38℃以上，饮食二便均正常，胸片提示胸腔积液，屡抽屡出，微咳无痰。西医诊断为消耗性高热，中医辨证为气阴两虚，阳明火胜，兼有悬饮。

白虎加人参汤合五苓散加减

［组成］生石膏150g　知　母30g　生薏苡仁30g
生甘草30g　茯　苓150g　猪　苓100g
泽　泻60g　白　术60g　肉　桂10g
地骨皮90g　西洋参30g　青　蒿30g

［用法］3剂。水煎服，每日3次。

1日后，高热退下，体温36.8℃。维持用药，体温恢复正常。之后治疗肺癌。

按：各种癌症后期一般都容易出现消瘦，高热，疼痛。对于高热西医除了激素亦无很好办法，但是中医还是大有作为的，据证用药会很快解决的。此案就是一个例子。因为是消耗性高热，气阴两虚故用白虎加人参汤，因有悬饮所以用五苓散，因是癌症长期高热，阴虚火旺，故用地骨皮，青蒿滋阴清热。方证合拍，故收一剂知，二剂已之效。

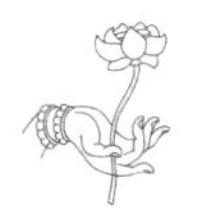

间质性肺炎

【病案135】陶某，女，81岁。1月22日就诊，被儿女搀扶进诊室时，神情疲惫，靠在椅子上，说话有气无力，发热38.5℃，身痛，咳喘，有痰，乏力，胸闷气短，血压偏高，心力不足，舌淡苔白，脉象浮濡。饮食较少，二便尚可。有冠心病和高血压病史，在医院确诊为间质性肺炎，要求其住院治疗，但是老人执意不愿住院，非要找中医治疗。辨证为外感风寒，入肺化热。

小青龙汤加减

[组成] 桂　枝 6g　生麻黄 6g　杏　仁 6g　干　姜 10g
白　芍 10g　细　辛 3g　清半夏 10g　五味子 10g
生甘草 10g　金荞麦 30g　鱼腥草 30g　枯黄芩 15g
红参片 30g　仙鹤草 30g　鸡血藤 30g
羌　活 10g

[用法] 2 剂。水煎服，每日 3 次。

2 日后，患者家属反馈，患者精神好多了，能吃点饭了，现在还有咳嗽，胸闷（哨声），无力。其他好多了，能下厨房做简单饭。

上药方再服 2 剂。后诸症平息。

按：如此高龄的老人，患此严重的病。假如进医院治疗，肯定是大量的抗生素用之，绝对会熄灭老人微存的一点阳气，后果绝对是不可想象的。但是选择了中医治疗，很快就转危为安。中医不是慢郎中，对于急重症一样能处理解决，绝不亚于西医。所以学习坚守中医的同道们，一定要有自信心。要用自己过硬的本领，打出一片中医生存发展的天地。

此案患者为外感风寒，入肺化热，本应用小青龙加石膏汤，但考虑到患者年高体弱，阳气不足，就把石膏换成了清肺化痰“三板斧”——枯黄芩、金荞麦、鱼腥草。全方宣肺强心，祛风寒清肺热，加杏仁以利平喘，红参片、仙鹤草扶正补气，鸡血藤通络化痰，兼升白细胞，羌活止身痛，方证对应，故收速效。

杂病门

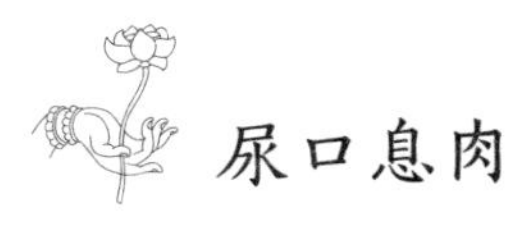

尿口息肉

【病案136】赵某，女，70岁。主证是便秘，每周1次，少腹胀满，十几年了。西医除了予以开塞露外也没什么好办法。只好找中医调理。经过辨证为脾虚津亏。

补中益气汤

［组成］炙黄芪30g　当　归60g　生白术100g
柴　胡6g　升　麻6g　陈　皮10g
党　参15g　炙甘草10g　大　枣10枚

［用法］7剂。水煎服，每日3次。

服后大便即通，每日1次。因患病时间太长，我要求其连续服一个月以便形成习惯。谁知其间又发生了泌尿系统感染，小便急、热、涩、痛。我也未详细检查，就在上方中加入一些清热利湿解毒的药，几日后就好了。谁知没有几天又犯了，这次老人直接就到医院去了，化验、打针，3日就好了。满以为这回应彻底治愈了，谁知过了1周又犯了。

这就引起了我的深思，莫非有其他问题？我就多了一个心眼，没有再开药，而是建议她到医院做个膀胱镜检查。结果到医院一查，是尿道口长了1个1cm大的息肉，堵在那里，残留尿引起屡屡感染。患者找我征询意见，我告诉她手术取了它就行了。结果手术后尿路再未发生感染。

按：此案给我的教训是看病一定要认真细致，多思考，多想到几个问题。不要简单化，单向思维，凭经验想当然。无独有偶，上个月看一位带状疱疹患者，也遇到了类似情况。该患者，戚某，女，62岁。因右胁痛就诊于我。说在中医院看了位中医专家，吃了几剂药，不见好转。我翻阅了前医病历，是用的柴胡疏肝散合一贯煎，没有什么大问题，怎么会无效呢？于是我检查了患者的右胁部，发现表面热痛，无疱疹，不让触碰。并非肝区内痛，凭我的经验应是带状疱疹。于是用龙胆泻肝汤加减，1周后痊愈，仅发了3个小痘。

此案说明该病并非什么大病，前医之所以误诊就在于凭经验认为是肝气郁结，不通而痛，轻于检查而犯下了误诊之错。因此，我特写此文，希望年轻的中医看病时，一定要认真细致，多想到几个方面，不要犯经验主义的错误。

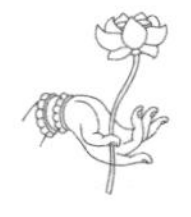

强直性脊柱炎

【病案137】赵某，女，48岁，青海人。患强直性脊柱炎10余年，经西医久治不愈，后期又吃了一段时间中药，疼痛症状不减，认为无效，慕名转诊于余。

2012年4月15日初诊，身高约1.65m，不胖，面略暗黑，脊柱强直，不能弯腰，颈椎疼痛拘紧，不能左右转动，一副痛苦不堪的面容。双关脉浮滑濡，尺不足，舌淡苔白。饮食一般，月经已绝，二便基本正常。现要求治疗强直性脊柱炎，怕以后残废不能自理。中医诊断为骨痹。治法补肾通督，活血镇痛。

处　方

[组成] 当　归 30g　丹　参 30g　鸡血藤 30g　香附子 18g
羌　活 30g　独　活 30g　威灵仙 20g　忍冬藤 60g
老鹳草 30g　怀牛膝 15g　制乳香 10g　制没药 10g
杜　仲 30g　续　断 15g　骨碎补 30g　金毛狗脊 30g
生甘草 10g　桑寄生 18g　生地黄 30g　杭白芍 30g

[用法] 15 剂。水煎服，每日 2 次。同时服补肾通督胶囊（紫河车、鹿角胶、龟甲胶、阿胶、三七、黄芪）。

5 月 20 日，二诊：自诉吃药效果不明显，颈椎脊骨痛得更厉害了，脉浮濡，舌淡苔白，余证同前。我曰：此乃好现象，药轻病重。于是在前方基础上加重祛风镇痛药续服 10 剂。

处　方

[组成] 当　归 30g　丹　参 30g　鸡血藤 30g
香附子 30g　羌、独活各 30g　威灵仙 30g
葛　根 60g　麻　黄 10g　怀牛膝 15g
制乳香 10g　制没药 10g　杜　仲 30g
续　断 30g　骨碎补 30g　金毛狗脊 30g
桑寄生 30g　杭白芍 50g　生、熟地黄各 30g
生甘草 g　秦　艽 10g　细　辛 6g
全　蝎 6g　蜈　蚣 2 条
生　姜 6 片　大　枣 3 枚

5月30日，三诊：患者一进门，笑逐颜开，兴奋地告诉我，这次药真灵，不痛了。比上次药强，我笑曰：你只知其一，不知其二。吃药和吃饭一样，你吃三个馒头吃饱了，你能说我是只吃第三个馒头就饱了，不吃前二个馒头能行吗？由于你前15剂药垫底了，病的改变才会从量变到质变，才有你今天的结果。患者听后莞尔一笑，点头称是。

随后我告之，此病治之非易，冰冻三尺，非一日之寒。得病如山倒，去病如抽丝。要想治好此病，短则三个月，长则需半年一载。患者说我知道，我有思想准备。于是我将二诊方，又服5剂以巩固镇痛成果，转第一诊方续服2个月，后追访诸症平息，化验正常，基本达到痊愈。最后以第一诊方为基础制作蜜丸，坚持服半年，后访其女告曰：一切正常，不仅能操持家务，还能参加娱乐锻炼。

按：此是我多年治疗强直性脊柱炎病例中的一例，其治疗大法就是补肾填精，通督强腰，活血通瘀，祛风镇痛。

强直性脊柱炎是一种慢性进行性疾病，主要侵犯骶髂关节、脊柱骨突、脊柱旁软组织及外周关节，并可伴发关节外表现。严重者可发生脊柱畸形和关节强直。本病发病隐袭，患者逐渐出现腰背部或骶髂部疼痛和发僵，半夜痛醒，翻身困难，晨起或久坐后起立时腰部发僵明显，但活动后减轻。疾病早期疼痛多在一侧，呈间断性，数月后疼痛多在双侧，呈持续性。随病情进展由腰椎向胸、颈部脊椎发展，则出现相应部位疼痛、活动受限或脊柱畸形，致残率很高。

此病治疗起来很麻烦，时间长，见效慢，西医多以免疫抑制药、细胞毒性药物治疗，由于疗程长，药物的毒副作用反应很难控制，并且费用很高，同时，疗效并不理想。

中医对该病一般按痹证进行治疗，祛风、散寒、除湿、活血、化痰，但效果并不太理想。我早年治疗此病也没有经验，后学习了大量的名老中医治疗此病的结验，又参考了焦树德老教授的著作，并按照焦老的经验思路，采用益肾补督的治法和常用处方着手治疗患者，疗效明显提高。经过多年的经验积累和思索，我认为治疗此病，要注意二点：一是在补肾通督的前提下，用药要狠且重；二是长期守方，以时间换空间，取得数量到质量的变化。坚持扶正，祛邪为辅，切忌三天打鱼两天晒网，来回变方似的治疗方法。只有树立咬定青山不放松，长期打持久战的思想，才能治好此病。这就是我的一点体会。

【病案138】赵某，男，25岁，河南商丘人。5年前患强直性脊柱炎，其间不断遍访各地名医，服过中药不计其数，仍不见好转，自感越治越重，偶听旁人介绍，并多次观看余之空间医案，“治疗强直性脊柱炎的一则体会”之后，遂与网上求治于余。

然因我未见该患者，不知其强直严重程度如何？又不知其脉象和舌质，并缺乏其他诊断资料，无法辨证下药。故要求其前来面诊。

该患者如约而至，此人一进门，只见两家人相搀，瘦羸嶙峋，皮包骨立，弱不禁风，亦步亦趋，撑拐而行，旁人松手间几欲倒仆。其病重之势，远出我预料之外，吾心甚是痛之，如此大好年华，竟患此重疾也。

此人身峭力弱，面如菜色，行动间，喘息不定，龟背直行，浑身疼痛，脉弦浮濡，舌胖苔白，食欲差，易感冒，大便稀溏，小便清白，双下肢无力。哭诉：自患病以来，寻医数载，竟越治越重，令吾已无有再治之心，今抱一线之希望，求诊王老师，如无回天之力，生不再诊。吾心甚惜，曰：不必灰心丧气，你病虽重，仍可救之，即使不可痊愈，也可缓之，不再加重。你目前是五脏俱虚，肺脾肾尤甚，我慢慢调之，不可操之过急。治宜扶脾益肾填精，兼顾祛风镇痛。

处　方

［组成］生黄芪150g　淡全蝎30g　蜈　蚣3条　鹿角胶10g
鸡血藤100g　穿破石45g　杜　仲30g　补骨脂30g
菟丝子30g　骨碎补30g　怀牛膝15g　川牛膝15g
麻　黄15g　狗　脊30g　土鳖虫30g　大　枣3枚

制乳香 10g　制没药 10g　威灵仙 30g　熟地黄 60g
羌　活 10g　独　活 30g　秦　艽 10g　白　芍 30g
淮山药 30g　炒白术 30g　甘　草 15g　生　姜 6 片

［用法］每日 1 剂，慢火水煎，日分多次少量服下。此服法尤为重要。切记！切记！同时配服补肾通督胶囊（成分：紫河车、鹿角胶、龟甲胶、高丽参、东阿阿胶、血竭等）。

次月复诊。患者竟自行挪步前来。一见面就高兴地说，老师，太好了，服药 10 剂左右，浑身就像蚂蚁爬，背部像有东西拱，痛得更厉害。25 剂之后诸症大减，也有劲了，身上也不那么痛了，僵硬也缓解多了，比以前能吃了，也不腹泻了。

观其面色，已有红润，精气神已显现。患者心急要求再下重药，以求速效。

吾莞尔一笑，答曰：急不得，俗话说，得病如山倒，祛病如抽丝，此等重病，还是要假以时日，慢慢来。效不更方，原方加减。

处　方

［组成］生黄芪 200g　淡全蝎 20g　蜈　蚣 3 条
鹿角胶 15g　龟甲胶 15g　鸡血藤 60g
穿破石 45g　杜　仲 30g　补骨脂 30g
菟丝子 30g　土鳖虫 20g　制乳香、制没药各 10g
羌　活 10g　骨碎补 30g　怀牛膝 15g

川牛膝 15g　　威灵仙 30g　　生、熟地黄各 30g
独　活 15g　　狗　脊 50g　　秦　艽 20g
白　芍 30g　　炒白术 30g　　淮山药 30g
甘　草 30g　　自然铜 6g　　小白花蛇 1 条

［用法］30 剂，每日 1 剂，慢火水煎，每日分多次少量服下。同时配服补肾通督胶囊。

半年后再见患者时，其兴高采烈之情洋溢其表，自言生活已基本自理，僵硬程度已有大的改善，背部较治疗前略为挺直，行动转身之间比以前略有灵活，痛楚感已基本消失，人已略显丰满。

患者说："王老师，通过你的治疗，我和家人已看到治愈的希望了，不论药再贵，时间再长，我也要坚持，还请老师不要嫌麻烦给予治愈"。

我答曰："此是慢性疾病也，治疗时间较长，需一年左右方能痊愈"。患者坚定地说："我有充足的准备，只要能治愈，两年也行，三年也行"。

原方改为丸剂续服。现追访，通过近几个月服用，病情已基本稳定，嘱其再服丸药直至彻愈。

按：此病治疗原则就是补脾益气、补肾填精、通督强腰、活血通瘀、祛风镇痛。扶正固本，用药要重，服药要轻，轻重缓急，分步进行，否则，药力不够，损伤脾胃，不但达不到补肾填精，强腰壮骨的目的，反而会犯虚虚之戒，和实实之误，越补越实、越实越虚，以致越治越重的现象。只有坚守效方，重药轻投，以时间换空间，才能达到质的变化，最后取得治愈的效果。

【病案 139】罗某，男，32 岁。2016 年 1 月 16 日初诊。因强直性脊柱炎兼鼻炎从外地来永福堂中医馆寻求中医治疗。我告知强直性脊柱炎治疗比较慢，要长期吃药，患者答曰知道。说：“我想先治疗鼻炎，此病也时间长了，遇冷和感冒就犯，鼻塞，流浓涕，额痛”。此人舌淡苔薄白，脉象沉弱无力，腰困脊骨疼痛，人瘦弱。饮食二便基本正常。中医辨证为风寒袭肺，郁久化热，脾肾两虚，督脉不充。治宜清热宣肺，补肾强督。

处　方

［组成］牛黄粉 30g　生麻黄 30g　鹿角胶 100g
龟甲胶 100g　阿　胶 60g　鹿　茸 30g
西洋参 60g　金毛狗脊 60g　骨碎补 60g
自然铜 60g　鸡血藤 60g　生黄芪 100g
当　归 60g

［用法］打粉装胶囊，每日 3 次，每次 5 粒。

1 个月后鼻炎痊愈。1 年后强直性脊柱炎好转稳定。

此案鼻炎和强直性脊柱炎是久病致虚，不同一般的外感，所以不能仅祛寒解表，宣肺理气。要从本治之补肾强骨，且鼻通督脉，督脉不充，肺气不宣，易感外邪。故要补督脉，强肾骨才能治好鼻炎。我临床上对慢性鼻炎喜欢从督脉入手治之，效果还是不错的。此案以补肾强精丹合阳和汤为主加减，兼补气血，标本兼治，所以收效。

程奕斐按：麻黄、鹿角胶为阳和汤意，本为治疗阴疽方，在此取其中两味意在宣肺补肾强精，麻黄一味用在大队滋腻性药也可防腻隔。肺主气，肺气一宣，鼻窍易通。龟甲胶、鹿角胶又为阴阳双补之龟鹿二仙丹，西洋参补气生津，鹿茸补肾阳直入督脉，合骨碎补狗脊强腰健骨，黄芪、当归合为当归补血汤，合鸡血藤增强活血通络养血之力，牛黄一味清热化痰以防化热，自然铜化瘀镇痛续筋接骨，全方标本兼顾，因此病根较深，不可速效，制成丸剂以图缓慢取功。

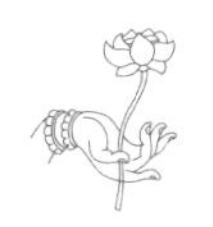

虚劳重症

【病案140】邹某，女，44岁，甘肃省天水人氏。2014年10月25日初诊。患病一年多，西医诊断不明，有按不安腿综合征处理，无效，辗转当地老中医多人诊治仍然不效，慕名前来西安寻求余治疗。

此人面黑无神，皮肤粗糙，瘦弱嶙峋皮包骨，面带痛苦不堪表情，走三五步一歇，腹痛腿酸困，呼号呻吟不止，两眼泪水直流，无食欲腹泻，咽痛，失眠。脉沉弱无力，舌淡苔薄白。如此重症多年未见，此乃中医上的虚劳证。治之非一日之功，故告曰患者家属。其答曰：我们准备在西安住1个月，由王老师调整治疗见效并稳定后再离开西安，我们治疗多人多处已无希望了。这是我们最后的一点希望。看到患者的祈求，我只有接诊认真治之了。

虚劳一般是气血阴阳俱虚，调理起来相当不容易，很容易顾此失彼，药轻不易见效，药重脾胃又难以接受。病急又缓不得，难也！

治疗当峻补气血，补涩并用，重药缓投，随证变方。

处　方

［组成］生黄芪100g　当　归15g　川　芎10g
生地黄100g　仙鹤草60g　淫羊藿30g
仙　茅10g　茯　苓15g　苍术、白术各15g
怀山药30g　炙甘草30g　干　姜30g
赤石脂90g　山茱萸30g　菟丝子20g
浮小麦30g　首乌藤30g　鸡血藤30g
焦山楂、焦麦芽、焦神曲各15g　生　姜6片
大　枣15枚

［用法］3剂。水煎服，每日4～5次。

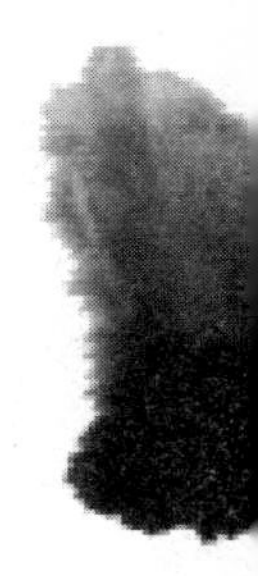

此方为当归补血汤合六味地黄汤、二仙汤、理中汤、桃花汤、甘麦大枣汤加减。阴阳气血同补，重剂厚药齐投。但是这里很重要的一点是，药煎出来后，浓缩，每次喝50ml，每2小时服1次。既保证药力充足到位，又照顾到脾胃虚不受补。这是我治疗重急病的一点经验。

2014年10月28日，二诊：服药后诸症未减，腹泻厉害，又添感冒咽痛。

处　方

［组成］苍　术100g　干　姜60g　赤石脂100g
煅牡蛎100g　连　翘60g　玄　参60g
姜半夏30g

［用法］1剂。水煎服，每日3次。

2014年11月1日，三诊：腹泻好转，咽痛减轻。回到上方思路，

处　方

［组成］生黄芪100g　当　归15g　陈　皮10g
桂　枝15g　肉　桂15g　赤、白芍各30g
清半夏30g　法半夏30g　茯　苓30g
仙鹤草60g　苍　术50g　干　姜30g
煅牡蛎60g　赤石脂100g　炒薏苡仁30g
木　瓜30g　白鲜皮30g　怀牛膝15g
连　翘30g　玄　参30g

［用法］3剂。水煎服，每日5次。

当归补血汤补气血，桂枝汤调和营卫，二陈汤化痰安神，桃花理中止泻健脾，炒薏苡仁、木瓜、白鲜皮、怀牛膝、赤白芍缓急镇痛，连翘、玄参治咽痛。

2014 年 11 月 4 日，四诊：诸症平和，不想吃东西，上方加焦山楂、焦麦芽、焦神曲各 30g。3 剂。水煎服，每日 3 次。

2014 年 11 月 11 日，五诊：诸症有所缓解，再转回一诊方思路上。

处　方

［组成］生黄芪 100g　当　归 15g　川　芎 10g
熟地黄 100g　山茱萸 30g　怀山药 30g
菟丝子 20g　茯　苓 30g　苍术、白术各 15g
仙鹤草 60g　淫羊藿 50g　仙　茅 10g
炙甘草 30g　干　姜 30g　赤石脂 90g
浮小麦 30g　大　枣 10 枚　首乌藤 30g
清半夏 30g　法半夏 30g　鸡血藤 30g
木　瓜 30g　玄　参 10g　生　姜 6 片
焦山楂、焦麦芽、焦神曲各 20g
［用法］3 剂。水煎服，每日 3 次。

2014 年 11 月 13 日，六诊：经过半个多月治疗，各种症状减轻，能食不泄，腹腿疼痛缓解，宜回原籍慢慢吃药调养。

处　方

［组成］生黄芪 100g　当　归 15g　川　芎 10g

熟地黄 100g	山茱萸 30g	怀山药 30g
菟丝子 20g	茯　苓 15g	苍术、白术各 15g
仙鹤草 60g	淫羊藿 30g	仙　茅 10g
炙甘草 30g	干　姜 30g	赤石脂 90g
浮小麦 30g	大　枣 10 枚	首乌藤 30g
清半夏 30g	鸡血藤 30g	木　瓜 30g
玄　参 10g	白鲜皮 30g	生　姜 6 片

焦山楂、焦麦芽、焦神曲各 30g

[用法] 15 剂。水煎服，每日 3 次。

同时配服补肾强精胶囊（紫河车 60g，黄芪粉 60g，当归粉 60g，阿胶 40g，龟甲胶 40g，鹿角胶 40g，鹿茸 30g，西洋参 60g，鸡内金 30g），每日 3 次，每次 4 粒。

半年后，虚劳彻底治愈，人丰满白胖，恢复正常生活。

按：此病治疗一步三折，步步险生，甚是棘手。在治疗上，一定要有定力，重病用重药，大方向不变，随证变方，亦步亦趋，守方时日，必见功效。

全身酸痛

【病案 141】张某，男，64 岁。全身酸痛不已，用多种药物治疗不效，数月不愈，甚为懊恼。此人诉说，别无他症，就是全身酸痛不已，已经几个月了，吃过多种镇痛药，只能解决一时，不能除根。脉呈浮滑中略涩，舌嫩薄白苔，饮食二便基本正常。特别提示，房事后和遇风寒天时严重，出汗后略轻。此病说重不重，说轻不轻，整天把人搞得什么事也做不成。四诊毕，我说此病易治，三五剂药，一发汗就好。

桂枝汤加减

［组成］桂　枝45g　白　芍45g　生　姜10片
甘　草6g　大　枣6枚　麻　黄10g
苍　术15g　羌　活15g　当　归15g

［用法］5剂。水煎服，每日3次。

要求吃完药覆被取汗，勿再受风。

结果，2剂后酸痛止，5剂完痊愈。数月之痛楚几剂小药就解决。

按：此案治疗快速，除了用对桂枝汤外，关键一味镇痛药就是羌活。可以说是专药。皮肤为末梢血液循环部位，羌活专走此处。我临床上治疗身痛，不管是风寒风热、是虚是实，一律加入羌活，收效颇速。这也是我的一点心得，其根据就来源于上述。

根据羌活能有效改善微循环的认识，我临床将此药广泛地运用于中风偏瘫、冠心病、阳痿、肌无力、类风湿关节炎等病的治疗中，都取得很好的效果。

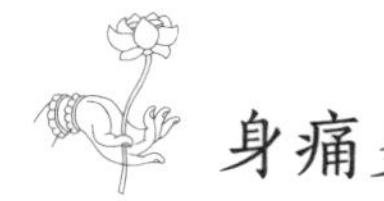

身痛多年

【病案142】王某，男，55岁，2016年7月6日诊。患者体格健壮，侦察兵出身，近几年锻炼后，全身疼痛不已，西医查不出问题，中医看了好几家医院，吃了不少名老中医的药就是不见效，几乎失去了再治疗的信心，偶然看到我坐诊的信息，慕名求诊，再碰碰运气。

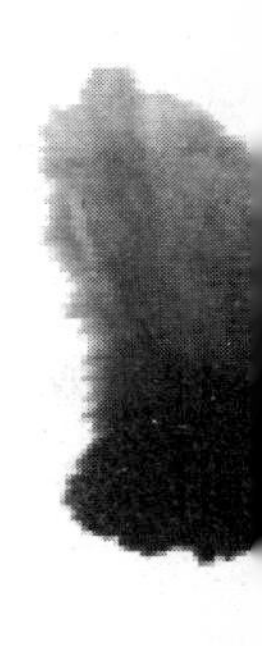

此人身体高大，脸面紫红，两目炯炯有神，刚锻炼回来。述说身

体疼痛多年，吃完解热镇痛药，发汗后能缓解一时，过后仍疼痛。舌淡苔白腻，脉象浮滑濡，饮食正常，大便不干略溏，小便正常。余无他症。中医辨证为风湿郁积体表，经络不通。中医常说，通则不痛，不通则痛。

三仁汤合桂枝汤加减

［组成］生薏苡仁30g　白豆蔻12g　杏　仁12g　淡竹叶12g
厚　朴12g　通　草6g　滑　石30g　清半夏15g
羌　活12g　荆　芥10g　防　风10g　桂　枝15g
白　芍15g　生　姜6片　大　枣3枚

［用法］本意要开5剂药，患者不允，说先开3剂看看有没有效果？有效了再开。所以开了3剂，水煎服，每日3次。

服药禁忌，出汗后不得吹空调，吃冷饮。

3剂后，疼痛大减，因我到外地出诊未能复诊，自己又照原方抓了3剂，多年疼痛除去。患者大喜，告曰这两天腰有点酸疼，前方加肾着汤3剂，痊愈。

按：此案治疗起来并不复杂，但是多家前医治疗不效，实际上为未抓住病机，一味活血通络，或补肾强精，文不对题。该患者，舌淡苔白腻，大便略溏，脉浮濡，已经提示是湿邪，发汗后痛轻，风去湿在，很明显，只要针对病机用药，就能很快取效的。三仁汤祛湿，桂枝汤治汗后身痛，祛风调营卫，羌活、荆芥、防风改善微循环镇痛，汤方对证，故多年疼痛，药后迎刃而解。

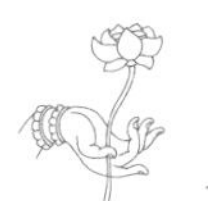

多年抽搐

【病案143】裴某，女，43岁。多年抽搐不停，就诊时，每两三分钟就抽一下，好像打颤一样，患者多方就医不效。在西安某三甲医院有教授诊断为类风湿关节炎的，有诊断为癫痫的，有诊断为中医痹证的，吃药多时，无有寸效，患者十分痛苦，经人介绍，慕名来西安求诊中医。此病西医脑电图以排除癫痫，无放电现象。我接诊后，认为是痰瘀经络，肝风内动。

温胆汤合芍药甘草汤加减

［组成］天竺黄30g　枳　壳15g　陈　皮15g　清半夏30g
制南星30g　茯　苓30g　地　龙12g　僵　蚕12g
丝瓜络15g　钩　藤30g　秦　艽25g　蜈　蚣3条
白　芍90g　甘　草30g　郁　金15g
路路通15g　生　姜6片

［用法］7剂。水煎服，每日3次。

1周后复诊，病情大有好转，抽搐减少，患者甚喜，效不更方，续服7剂，多年抽搐治愈。

按：此案无特别治疗之处，就是按中医的辨证思路处理，行气化痰，止痉通络，镇肝息风。故见效颇速。还是一句老话，抓住病机，见证发药。

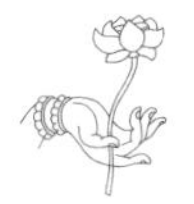

全身抖动

【病案144】石某，女，64岁。中等身材，面略黄色泽润，舌边有齿痕，舌根处苔厚黄腻，脉浮滑。主诉全身肌肉抖动，嘴里也有抖动感，手抖得更厉害，感觉记忆力下降，偶有心烦烘热，每天饭后感觉很困，大便不成形，每日1次，但一放屁就有想大便的感觉。血压105/70mmHg。西医检查，诊断为脑萎缩。在河南某医处治疗半月有余，症状无有改善，介绍其来西安寻余治疗。中医辨证为久病脾虚湿盛，瘀久化火生风。

温胆汤合血府逐瘀汤加减

［组成］天竺黄 30g　法半夏 15g　陈　皮 12g　茯　神 30g
桃　仁 10g　红　花 10g　当　归 12g　白　芍 30g
川　芎 10g　生地黄 30g　桔　梗 10g　怀牛膝 10g
柴　胡 10g　枳　壳 12g　生甘草 30g
蜈　蚣 3 条　全　蝎 3g　钩　藤 15g
煅牡蛎 30g

［用法］7剂。水煎服，每日3次。

1周后复诊，患者反馈说，现在身上抖动已经停止，只有右手还稍微有些抖动，要求继续服药。续方7剂。

按：此案用温胆汤祛痰化火，血府逐瘀汤改善神经症状，蜈蚣、全蝎、钩藤、煅牡蛎息风止痉，方正对应，故收效较速。

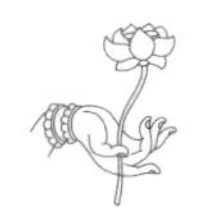

甲状腺功能亢进症

【病案145】加某，女，52岁。2016年8月2日初诊，甲状腺功能亢进5个月余，T_3、T_4指标不正常（T_3为2.986ng/ml，T_4为186.230ng/ml），吃西药一段时间效果不明显，要求中医治疗。能食，心慌，消瘦，欲呕，便溏，同时兼有子宫下垂。舌淡苔白脉浮数。中医辨证为气阴两虚。

当归六黄汤合生脉饮加减

［组成］生黄芪 15g　当　归 15g　生大黄 10g　黄　连 15g
黄　柏 12g　生地黄 15g　熟地黄 15g　龙胆草 3g
麦　冬 20g　五味子 15g　北沙参 30g　干　姜 15g
姜半夏 30g　代赭石 10g　旋覆花（包）30g
煅牡蛎 30g

［用法］3 剂。水煎服，每日 3 次。

试服一下，观察反应。

2016 年 8 月 4 日，二诊：服后大便略稀，欲呕，时有烦躁。

处　方

［组成］生黄芪 15g　当　归 15g　生大黄 5g　黄　连 15g
黄　柏 12g　生地黄 15g　熟地黄 15g　龙胆草 3g
麦　冬 20g　五味子 15g　北沙参 20g　干　姜 15g
姜半夏 30g　代赭石 30g　旋覆花（包）30g
煅牡蛎 30g　栀　子 10g　香附子 15g
青　皮 12g　郁　金 12g

［用法］20 剂。水煎服，每日 3 次。

2016 年 8 月 25 日，三诊：甲状腺功能指标基本正常（T_3 为 1.882ng/ml，T_4 为 116.390ng/ml），已无心慌，消瘦，欲呕，便溏，患者要求巩固治疗，同时治疗子宫下垂病。舌淡苔白，脉寸关浮濡尺沉弱。

处　方

［组成］生黄芪 100g　当　归 12g　生大黄 5g　黄　连 10g
黄　柏 10g　生地黄 10g　熟地黄 30g　龙胆草 3g
干　姜 25g　姜半夏 15g　煅牡蛎 30g　栀　子 10g
枳　实 40g　生甘草 15g　桂　枝 15g
苍　术 15g

［用法］20 剂。水煎服，每日 2 次。巩固。

【病案 146】雷某，22 岁。2010 年 5 月 5 日初诊。甲状腺功能亢进，T_3、T_4 指标均高，心动过速，心慌，出汗，易怒，大便干，月经量稀少，双关脉滑，舌紫红苔薄白。

处　方

［组成］生黄芪 30g　当　归 15g　生地黄 45g　黄　连 15g
黄　芩 15g　黄　柏 15g　酒大黄 15g　麦　冬 30g
五味子 15g　玉　竹 30g　茜　草 12g
生龙骨 15g　生牡蛎 15g　制龟甲 15g
磁　石 30g　柏子仁 15g

［用法］15 剂。水煎服，每日 3 次。

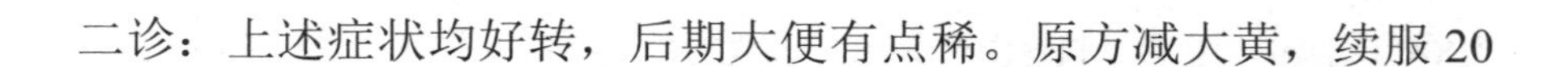

二诊：上述症状均好转，后期大便有点稀。原方减大黄，续服 20

剂。1 个月后复诊，各种症状消失，T_3、T_4 检查正常。善后常服知柏地黄丸和丹栀逍遥丸。

按：甲状腺功能亢进是甲状腺素分泌过多造成的一种内分泌疾病，属中医学瘿病范畴。临床表现有口燥咽干，心烦易怒，嘈杂善饥，火升烘热，并伴项颈肿大，有压迫感，眼球突出，消瘦，震颤，懒言，乏力，舌红苔少，脉细数。甲状腺功能亢进以阴虚火旺者居多，且火能耗气，阴虚而兼气虚者在临床上尤为多见。因此，在治疗时应注意气阴兼顾，方选当归六黄汤，随症化裁，收效甚佳。当归六黄汤具有滋阴、清热、益气固表之功效。用治甲状腺功能亢进，符合阴虚火旺之病机。再佐以疏郁豁痰、行瘀散结之品，以调肝经郁结之气，疏导阳明凝聚之痰，故可收到证情递减，瘿肿消退之目的。另外，对于该方的使用，无论有无气虚之证，均可加入黄芪，甘温补益气阳，取其“阳生阴长，阴复火平”之义，使阴复火降，气阴得复而收佳效。

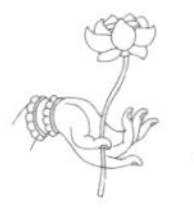

再生障碍性贫血

【病案 147】荣某，男，17 岁。2013 年 2 月 10 日初诊。患者头晕、心慌、疲乏、衄血已 2 年。经当地医院治疗后血止。于本年 12 月又再次鼻衄多量，伴头晕、心慌、心悸，面色苍白，常常感冒，记忆力下降。曾在当地医院住院治疗 3 个月，诊为“再生障碍性贫血”。经输血及服西药治疗，未见好转，转西安市某医院骨髓检查亦诊为“再生障碍性贫血”。经服西药、输血治疗后，效果不明显，求治于中医。来诊时症见：鼻衄，头晕，面色苍白，畏寒发热，软无力，失眠多梦，饮食欠佳，大小便尚可。脉象滑数，舌微红苔薄白。

血常规：血红蛋白 37g/L，红细胞计数 1.23×10^{12}/L，白细胞计数 1.8×10^{9}/L，中性粒细胞计数 0.46×10^{9}/L，淋巴细胞计数 0.5×10^{9}/L，血小板计数 30×10^{9}/L。

此病归于中医虚劳证。现为肝肾阴亏，血热妄行。治则滋养肝肾，凉血降火。

处　方

［组成］水牛角 60g　生地黄 50g　赤　芍 20g　牡丹皮 25g
补骨脂 30g　鸡血藤 30g　女贞子 30g　墨旱莲 30g
紫　草 30g　重　楼 30g　花　粉 25g　生地榆 15g
北沙参 30g　制首乌 30g　仙鹤草 50g　生黄芪 50g
当　归 15g　苍　术 15g　生甘草 30g
大　枣 10 个

［用法］30 剂。水煎服，每日 3 次。

另：紫合车 60g　阿胶 60g　龟甲胶 60g　鹿角胶 60g　鹿茸 30g
打粉吞服。每次 3g，每日 2 次。

以上方为主，服有半年。其中服药一个月后鼻衄停止，头晕、心慌、心悸，疲乏好转。

2013 年 8 月 22 日，查血常规：血红蛋白 93g/L，红细胞计数 2.71×10^{12}/L，白细胞计数 4.5×10^{9}/L，中性粒细胞计数 1.6×10^{9}/L，淋巴细胞计数 2.7×10^{9}/L，血小板计数 52×10^{9}/L。

效，不更方。

处　方

［组成］水牛角 30g　生地黄 60g　赤　芍 25g　牡丹皮 25g
补骨脂 30g　鸡血藤 30g　女贞子 30g　墨旱莲 30g
紫　草 30g　重　楼 30g　花　粉 30g　生地榆 15g

北沙参 30g　制首乌 30g　仙鹤草 50g　生黄芪 50g
当　归 15g　苍　术 15g　生甘草 30g
代赭石 30g　大　枣 10 个
［用法］30 剂。水煎服，每日 3 次。

另：紫合车 60g　阿胶 60g　龟甲胶 60g　鹿角胶 60g　鹿茸 30g　西洋参 60g

打粉吞服。每次 3g，每日 2 次。

2013 年 10 月 19 日血常规：血红蛋白 112g/L，红细胞计数 2.71×10^{12}/L，白细胞计数 4.2×10^{9}/L，淋巴细胞计数 2.0×10^{9}/L，血小板计数 87×10^{9}/L。

2013 年 10 月 20 日，赴西安再诊。病情基本稳定，各种症状消失。饮食二便正常，精力充沛，开始备战高考。将上药制成丸药，慢慢服用，巩固治疗。

按：此病的治疗，坚持中医辨证，有热则凉，有虚则补，长期守方，病机不变，方药不动，故收疗效。临床上对于一些慢性病，疑难病治疗，一定要判断准确，坚持守方，必见成效。

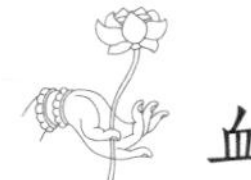

血小板低

【病案 148】瞿某，男，42 岁。2015 年 7 月 23 日初诊。乙肝小三阳，肝功能异常，转氨酶高。此人脘腹胀满，少腹偶痛，疲乏无力，脾气烦躁，牙龈经常出血，血常规示血小板计数 22×10^{9}/L。脉象弦滑，舌淡苔白。肝郁脾虚，气滞血瘀。柴胡疏肝饮加减。

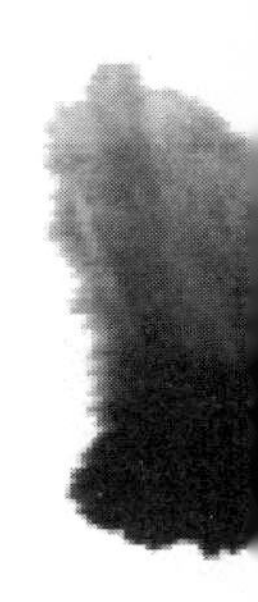

处　方

［组成］柴　胡 15g　当　归 15g　川　芎 12g　香附子 15g
太子参 30g　茯　神 30g　泽　泻 15g　苍　术 12g
厚　朴 15g　陈　皮 15g　生谷芽 30g　麦　芽 30g
炒神曲 30g　炒山楂 30g　白蒺藜 30g　合欢皮 30g
丹　参 30g　蚤　休 25g　生甘草 15g
生　姜 6 片　垂盆草 15g　大　枣 3 枚

［用法］14 剂。水煎服，每日 3 次。

服 7 剂药后，睡眠和吃饭有所改善，上午精神差一些，下午好转。阳气不足，加服附子理中丸。药吃 10 剂后，牙龈出血好多了，消化还差。饭量不大。上方加木香 30g，干姜 30g，继续服。服 14 剂药后，睡眠好转，一次能睡 8h，饭量增加，乏困减轻。

二诊：上方加木香 30g，干姜 30g，继续服 15 剂。服药后患者反馈精神转佳，肚子不胀，饭量增加，睡眠香熟，查血小板已经由 22×10^9/L 升至 97×10^9/L，肝功能恢复正常。

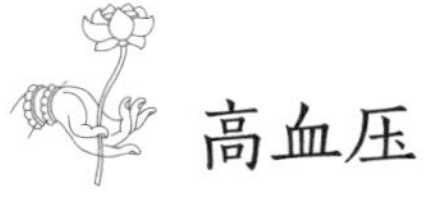

高血压

【病案 149】侯某，男，57 岁。高血压病史 2 年，一直吃西药治疗控制，但是，最近血压有些不稳，西药不太灵验了。于是转求中医治疗。此人高大略胖，口干燥，头昏，饮食二便尚可，脉弦滑有力，舌微红苔薄偏干，血压 180/110mmHg，害怕脑溢血发生，要求先解决高血压。我答曰，中医是按辨证用药处理的。证消血压自然下降。此证为阳明实证，热盛津伤。

白虎汤合增液汤加减

[组成] 生石膏 100g　知　母 30g　花　粉 30g　生地黄 30g
玄　参 30g　麦　冬 45g　生甘草 6g　夏枯草 30g
菊　花 30g　代赭石 50g　灵磁石 30g　穿破石 30g
丹　参 30g　豨莶草 25g　女贞子 25g
怀牛膝 30g

[用法] 7 剂。水煎服，每日 3 次。

1 周后复诊，口干减轻，血压降为 150/90mmHg，头已不昏。效不更方，续服 7 剂。

再诊，口中已不干，血压降为 130/80mmHg，诸症平息。再服 10 剂，血压平稳，停药。

按：此案完全从中医辨证出发，没有按照平肝潜阳，外加一些具有降压的中药老套路用药，以清热，滋阴为主，有是证用是药，具体问题具体处理，所以效果比较好。中医治疗高血压一定要按证处理，不能一味用具有降压的中药堆积法治疗。这是中医治病的原则。

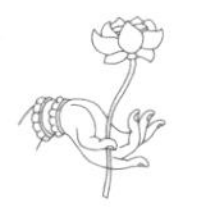

晚期肺癌

【病案 150】朱某，男，58 岁，河南信阳人。肺癌晚期并全身转移。经朋友介绍，家人多次查看本人此前治疗的相似病案后，决定找余治疗，寻求一线希望。

患者家属转诉，患者 5 年前感觉肺部不适后，经检查为肺癌中期，进行了肺部部分切除手术，并接受了多次化疗，于今年 3 月再次感到严重不适，经检查为肺癌晚期并转移。出现咯血，并加重，饮食几乎不进，小便每日 2 次，尿血，大便几无。日咯血多次，面黄白无血色，

医院通知家属准备后事。患者现体重120斤，极度无力，卧床在家，上气不接下气，咳嗽，咯血尤其严重，有濒死感。子女想尽最后一点孝心，减少其痛苦、延长生命。根据其所述症状，应急则治其标，缓则治其本。

处　方

［组成］生黄芪100g　百　合50g　麦　冬100g
生地黄30g　清半夏30g　代赭石30g
仙鹤草60g　南沙参100g　白　术100g
白　芍90g　白　及30g　蚤　休30g
西洋参10g　甘　草30g　泽　漆30g

［用法］3剂。水煎服，每日1剂，少量频服。

3日后，患者家属要求余网诊。

告之，服完第二剂药后，咯血戛然而止。3剂后，人已较有精神，身上也有劲了，也可以吃东西了，大小便基本正常。效，不更方。

处　方

［组成］生黄芪100g　百　合50g　麦　冬100g　生地黄30g
清半夏30g　代赭石30g　仙鹤草60g　南沙参60g
白　术60g　白　英30g　臭牡丹30g　白　及30g
蚤　休30g　西洋参10g　甘　草30g
泽　漆30g　白　芍60g

［用法］10剂。水煎服，每日3次。

10日后再诊，自诉比以前精神多了，也可以下床活动了，饮食大小便也基本正常。此时，险症已经过去，转入常规治疗，扶正祛邪。

处　方

［组成］生黄芪60g　党　参60g　茯　苓30g
白　术30g　蚤　休30g　浙贝母30g
生薏苡仁30g　白花蛇舌草50g　泽　漆30g
桔　梗10g　甘　草30g

［用法］30剂。水煎服，每日3次。

现患者病情基本稳定，生活良好，仍在治疗中。

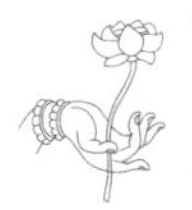

糖尿病重症

【病案151】侯某，男，60岁，高级教师。此人面黑憔悴，神情默默，身高1.75m左右，消瘦，舌淡红苔薄，脉沉弱无力。确诊为糖尿病1年多，当前血糖，空腹15.5mmol/L，原来体重150斤，现在不到100斤，人乏困无力，无精神，记忆力下降，反应迟缓。能食每顿吃不饱，大便时有失禁。情绪悲观失望，在妻子劝说下，寻求中医治疗。此病是典型的“消渴”，属于中消证，气阴两虚，火郁中焦。

处　方

［组成］生黄芪150g　苍　术30g　怀山药30g　玄　参15g
仙鹤草50g　淫羊藿30g　黄　连30g　石菖蒲15g

远　志 12g　葛　根 60g　翻白草 30g
生甘草 30g　鬼箭羽 30g　陈　皮 10g
熟地黄 30g

［用法］10 剂。水煎服，每日 3 次。

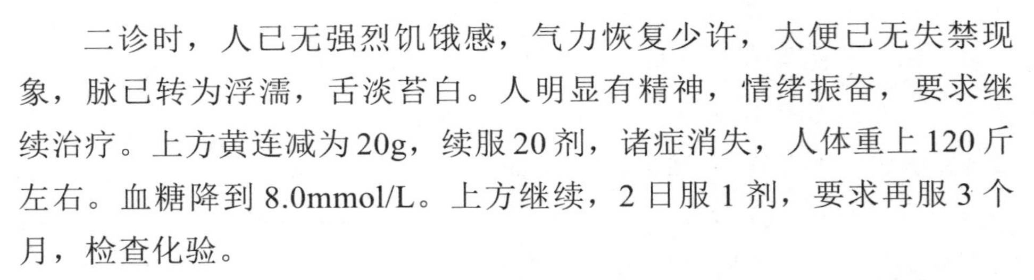

二诊时，人已无强烈饥饿感，气力恢复少许，大便已无失禁现象，脉已转为浮濡，舌淡苔白。人明显有精神，情绪振奋，要求继续治疗。上方黄连减为 20g，续服 20 剂，诸症消失，人体重上 120 斤左右。血糖降到 8.0mmol/L。上方继续，2 日服 1 剂，要求再服 3 个月，检查化验。

按：糖尿病属中医学消渴症的临床上已不多见了，多数此患者无三消症。该案治疗起来无什么新意，无非按中医辨证，施方用药，只要对症，见效是很快的。上方生黄芪、仙鹤草、淫羊藿、生甘草补气；怀山药、玄参、葛根、熟地黄滋阴；苍术健脾；黄连清热降低胃功能亢进；石菖蒲、远志开窍醒志；翻白草、鬼箭羽活血降糖；陈皮行气防止大量黄芪补中壅塞。故病机相投，速见疗效。治疗糖尿病一定要按中医的辨证处理，切忌按西医思路堆积一大堆具有降糖的中药治疗。这是我的认识。

附录 王幸福做客当归大学堂讲座实录

本文以王幸福老师参加的当归大学堂学术沙龙讲座内容整理而成。此次学术沙龙活动由世中联青委会、北京中药学会及我们青少年研究院共同举办，邀请到西安名医王幸福老师，为大家讲解中医学习的方法和他的一些妇科方面的临床所得。

今天来到咱们当归大学堂，来和大家一块儿，对中医上的一些基本的常见的问题，和大家交流分享一下。因为我来之前，由于没有系统的安排，所以今天就根据我自己的一些临床体会，一些常见的问题和大家谈一谈。这次和大家交流两个问题。一个问题就是说，我们这个中医，包括中医爱好者，还有这个青年中医，怎么能尽快进入临床，在临床上取得疗效，站住脚，取得患者的信任，讲这么一个问题。这是我讲的第一个题。

第二个题，想讲一些专业的题，那就是妇科里面常见的一些病，比如更年期综合征的中医治疗，因为时间有限，我今天只能就这两个题来谈一谈自己的认识。

先谈第一个问题，就是作为一个中医，尤其青年中医，中医爱好者，怎么能尽快进入临床，取得疗效。我觉得这个和我们大专院校的思路是不太一样的，因为我们在学校学习的时候，首先是进入理论的学习，先学习中医基础，先学习阴阳五行，五运六气，脏腑理论等等这些东西。我觉得针对这个问题来说，要先从理论上入手，是不太容易理解中医的，根据我自己的经验，和一些老中医的经验及我们走的路程来看，要想在临床上取得很好的效果，应该先从具体方药做起。比如先从中医的一药一方一病入手。

我举个简单的例子，你比如说在农村，有很多老中医，他带徒弟的时候，他一开始是不给学生讲《黄帝内经》《难经》《阴阳学说》《五运六气》这些东西的，这些学生就是跟着他，整天抄方，在抄方的过程中间，让他慢慢体会，老师在哪个病上，习惯用哪个方；在哪个症上，习惯用哪个药。是吧？他就这样子慢慢积累，今天掌握一个药，明天掌握一个方，这样有两三年工夫，他就能出师了，他就能看病了，是不是这个道理，因为他直接有感性认识。因为感性这个东西是具体的东西，我们最容易理解，也好掌握。比如讲一个水果的问题，水果是个概念，就相当于我们中医理论，你讲阴阳，讲五行，讲脏腑理论，都是抽象的东西，比如你和小孩讲水果，你开始给他讲，这是个水果，他可能不太理解，啥叫水果？那水果按我们现在理解，它可能比较脆，里头含有汁，里头含有大量的维生素，可以直接吃的果实，是不是。这是概念，你讲半天他也不一定明白，你不如拿个苹果告诉他，这是苹果。拿个梨告诉他这是个梨，拿个香蕉告诉他这是香蕉，这样今天认识个苹果，明天认识个梨，后天认识个香蕉，慢慢掌握了具体的多了，那你再告诉他，它们有个共性，含有汁，含有维生素，发脆，那这个小孩他慢慢就理解了。

那我们学中医也是这样，你要先从具体开始，就是一味药一味药去掌握；一个方一个方去掌握；一个症一个症去掌握；一个病一个病去掌握。这样就比较容易。我觉得学中医，从我们历史上的学徒制，和我本人来说，也是这样学中医的。我不是科班出身，我基本上是自学出身。你们这个大专院校的教材，我早年也看过，通读过，研究过。但是我还是不太理解，那我怎么才能尽快进入临床呢？于是我就看大量的名老中医的医案，在看名老中医医案的时候，我就看他对某种药的应用。对某个方的应用，对某个病的应用。这样我刚才讲了，我就一个药一个药的学，一个方一个方的去学，一个病一个病的学习。我觉得这是最快的办法，也是最实际的办法。然后等你积累了大量的临床的经验以后，再来读《黄帝内经》，扁鹊的《难经》，脏腑理论，五运六气等，你可能就豁然而通了，什么都明白了。

我 16 岁学医，18 岁当赤脚医生。我从西安高中毕业知青下乡，到农村当赤脚医生。那个时候，我就是按照这个思路，就是一点点学的，先认识这个药，后认识那个药，先认识这个病，后认识别的病，慢慢地一点点地积累过来的。因为我刚开始，十七八岁时候看黄帝内经的时候，看《伤寒论》的时候，看李时珍的《濒湖脉学》等书时，跟看天书一样根本看不懂。因为没有临床基础和感性知识，我看了很多遍我也看不懂。我们当时在农村下乡的时候，很少像你们现在有很多书籍可以看，可以参考了，我们那时候是寥寥无几，没有几本书可以看。

我当时能得到的书就是官方出的《濒湖脉学》《金匮要略译释》《伤寒论译释》，大概还有一个《中医学概论》《赤脚医生手册》就这几本书很珍贵，粗读后我仍是不太理解，所以一开始就学这些理论，对我来说，确实很困难。但我想对大家来说，可能你们也会遇到这样的困难，你可能理论上很清楚了，但是要临床，你这个药到底怎么用，是吧？你这个方到底怎么开，对不对，那你这个风寒感冒上来了以后，你到底给用桂枝汤？你还是用麻黄汤？那这个具体的症，你恐怕不太好判断。

那现在我很明白了，我们要多读《伤寒论》，多上临床就明白了，同样怕风、恶寒、身痛，不要以为光是麻黄汤治身痛，桂枝汤也有治身痛作用，桂枝加芍药生姜各一两人参三两新加汤，不是也身痛吗？那同是身痛，你到底这个时候是用桂枝汤新加汤呢？还是用麻黄汤？它俩的区别在哪儿呢？桂枝汤原文我们知道，头痛发热汗出脉缓，是个表虚症；麻黄汤他是头痛发热，身痛腰痛，骨节疼痛，恶风无汗而喘。是不是，骨节疼痛，腰痛，等等一大堆疼痛症，它俩最大区别就在有汗无汗，那你有汗的情况说明已经表虚了，那这时候很自然的选桂枝汤，在无汗的情况下，那你就要选择麻黄汤，这是以后有经验了的事了，要慢慢学。那你在这没有经验之前，最好还是先从药入手，再掌握方，对不对。你可能从我这儿学桂枝汤之前，我可能先教你了解甘草的作用，了解桂枝的作用，桂枝和甘草合在一起有什么作用。是不是。我的意思就是说，先从一味药一味学起。我觉得最好你们可以先从食药两用的药学起。

为啥从这儿学起，首先这个药，它既是中药，又是食品，就很安全嘛，因为安全第一。我举个例子，生薏苡仁大家都知道，淡渗利湿，行气化痰，那你在临床上碰见一些感冒，上呼吸道感染，或者气管炎，有痰，或者痰稠的时候，是不是可以用薏米。薏米完全可以用的，但是薏米你到底用多大量，用 10g、20g、30g、50g、100g。你还没有体会，你们可以先从这儿入手，这个症状又比较常见。我们为了掌握薏米这个作用，是不是可以先从 30g 去实践，看看有什么反应。

举个例子，有一年大概离现在有四五年，我由于外感，引起了急性气管炎，当时的症状是发高热，我发高热和一般人不太一样，我一发热就是高热，就是体温表 42℃是量不出来的，一下子就到头了。我小时候得打摆子病（西医也叫疟疾）的时候也是，体温表根本量不出来，就一下到顶了，这次也一样发高热，咳嗽，痰多，痰特别浓，然后咳嗽的时间长，整个胸也震痛，这是个典型的上呼吸道感染引起的气管炎了。我当时为了研究这个薏米，看这个薏米到底有什么作用，刚好我母亲也是老慢支，也是肺心病，也是同时在这一天，她也是发热，因为她是 70 多岁的人了，我说你进医院住院去，打你的抗生素，我来用这个药试一试。我就拿了 500g 的薏米，我想它是个能吃的东西害怕啥，就拿高压锅压了一个小时，添了很多水，从早上 9 点的时候，把它熬好，就开始喝。每次大概喝这一杯，我半个小时一喝，半个小时一喝。我可以告诉你，喝到下午的三点多的时候，我的体温已经由原来的 42℃降到了 37.8℃左右，而且这个时候咳嗽频率也降低了很多。不是那么频繁地咳嗽了，痰也少了。开始吐痰很严重，不停地从气管排泄这个分泌物。体温首先下来了这是第一点。第二点咳嗽频率也下降了，痰也少了，我从早上的9点钟起几乎是半个小时、一个小时一喝，就是这个薏米水，什么药也没放，到晚上体温大概就降到37度多一点，咳嗽基本上已经平稳下来了，而且这个痰已经很长时间才吐一口，到第二天上午我基本上就不咳嗽了，也没有痰了，就这么神奇。

我们用这个药除了要观察体味这个药的疗效外，还要观察它的副作用。我喝完它之后，几乎半小时或者1小时要上一次厕所，因为本身药汁就是水，薏米也有利尿的作用，那我就不停地上厕所。也就是这个副作用。通过这样的实践体会，我就认识到薏米很安全很有效，而且必须要大量用，因为我过去用30g、50g是不起作用的。这次大量用第三天就完全好了，正常了，也不咳嗽也不发热了，而我母亲整整住了半个月院，花了几千块钱，然后各种抗生素都用上了。真是天壤之别。从这个亲自试药的过程中，我就认识了薏米清热化痰的作用很好，很强。我们要先实践药食同源的药，用500g没事，用1000g也能行，可是没有这个必要，但是必须要有一定量的保证。我在临床通过自身的实验，患者再用，起步就是100g到150g。我在西安治一些肺炎，上呼吸道感染，气管炎，只要他是发热痰多，我习惯用千金方上的苇茎方，苇茎方里头有桃仁、薏苡仁、冬瓜仁、芦根这几味药，那我就有意识地把薏苡仁直接往200g放。因为有前头的经验，我已经获得了真知，那我在治疗这类病的时候，很快就能把这个反应比较激烈的症状给控制住。我们就要这样去学中药，你今天学了一个薏苡仁，明天还可以学一个生地黄。慢慢积累就可以掌握大量的中药。

比如讲生地黄，大家老感觉这个药凉，这个药是不是就不好使，能不能用那么多。我们在很多名医的文献中可以看到，用30g、60g、100g、150g、200g的都有。那文献你们是都看了，可在座有几个敢用到100g、200g、300g、500g。恐怕没几个人，我可以告诉你们，我一次就用500g。还是刚才说薏米的这个道理，我也先自身试验。我为什么敢试验，因为我选的这些药都是药食同源的药，安全性第一，你用多了也无所谓。我们都知道生地黄是滋阴凉血的药，实际上它就跟地瓜差不多，那地瓜这个东西你吃多有什么反应，要是热症肯定没有什么反应，比如大便秘结，口干舌燥，那就符合它的病症，滋阴清热，凉血。那要是脾胃虚寒的，平时就有便溏、胃受寒不舒服的，吃了无非就是拉肚子，或者胃有点难受，有点不适。

那你怕什么，就跟吃黄瓜一样，你大量吃黄瓜，要是脾胃虚寒的人，胃也要难受，是不是也要拉肚子，这就是它的弊病，我们可以完全把它避开。我有个方子，不知道大家有没有看过我的书，在《用药传奇》和《杏林求真》上都讲过。名字叫失眠立效方，那就是生地黄和肉桂两味药，生地黄用到500g，肉桂用到10g。把生地黄煎煮半个小时，剩十分钟的时候，把肉桂放进去再煎。因为是治疗失眠，所以白天就不要服，上午一般不让服，到下午5点左右，或者是吃饭前后，叫他服1/3，剩下的2/3晚上睡前的一个小时让他喝了。我可以告诉你大量的生地黄有强烈的镇静作用，能让他睡觉，吃完他很快就睡着了，这就是单味药的运用。

我曾经治过一个干休所的老干部，80多岁，到我那儿说这几天睡不着觉，现在吃安定也不太管用，能不能帮他解决这个问题，我说可以。但是我心里有点不想治，因为他毕竟是一个80多岁的老干部，出了事怎么办。但是想一想，我也不用什么酸枣仁，什么百合知母，就用这个生地黄，大不了吃完也就是拉肚子，我先给你开3剂，拉稀了我药一停就好了。我就想验证验证生地黄治疗失眠的作用，我就给他开了500g生地黄，在我们那儿煎好。吃完第一剂药，他说当天晚上回去就解决了失眠的问题，但是睡的时间不是那么长，有四五个小时。那这比之前睡不着强多了吧，先解决这个问题。吃药第二天，小车司机把他拉到我这儿，他说倒是能睡着，不用吃安定了，但是一夜起了两次。我就知道，因为这个人年龄比较大了，脾胃来说相对比较虚，再说我当时还有点疏忽，没有问问他，这个大便是不是秘结，或者大便偏软，或者大便偏溏。所以在以后用生地黄肉桂治失眠的时候，我首先问这个患者，怕不怕吃凉的，有没有大便稀溏的现象。你就凭这两点，如果大便稀溏，如果怕吃凉的，那脾胃肯定是虚寒，这就不适合用生地黄来治疗。

如果这个人大便本身就秘结，本身有上火的症状，又能吃凉东西，水果、凉菜之类的，那你就不要害怕，大胆给他用。我可以说，你用了绝对可以达到一剂知、二剂已的立竿见影的效果。那这个前提就是安全性，你就不用害怕。你就这样去实践，以后碰见需要用生地黄的话，可以起步先30g，在30g的基础上不断往上加量，40g、50g、60g、70g、80g、100g。比如我们用犀角地黄汤的时候，那里头也有生地黄，完全可以起步就用30g，你观察一下反应。通过这样逐渐的递进，你慢慢就掌握了生地黄在临床上的用量。这个用量不是像书本上记载的那样，用5g、15g、30g，我可以说这都是每个中医，他自己摸索出来的。

我老是跟我的学生讲，你们跟着我学习，包括跟着有经验的老中医学，就是学他用药的经验，学他用方的经验，学他辨病的经验，这个症一来是个什么病。比如患者说最近这段时间口苦，两肋不舒服，不想吃饭。想到啥症，这就是小柴胡汤证嘛。小柴胡汤证《伤寒论》第96条讲到，伤寒中风五六日，往来寒热，胸胁苦满，嘿嘿不欲饮食，心烦喜呕，后头还有加减咱们就不说了。那你把这个症状熟悉了，他一来就给他对上小柴胡汤证了，没一点问题，绝对是百打百赢。我刚才讲生地黄这个道理也是一样的道理，你对每味药，先从安全性出发，自己去实践，自己去摸索这个量。我觉得作为中医，对每味药的药性要相当熟悉，一个好的中医，表现在哪儿，用方正确，症状一出来选方就是正确的；第二是用药，用药这个量很重要。我在这儿插一句话，咱们讲半夏，你们不能仅仅掌握它性温、偏热，有降逆止呕化痰的作用。二陈汤里头也用，小半夏汤里也用，不能这么片面的掌握。首先对半夏要全面的认识，怎么全面认识才能掌握住它。比如说半夏在30g以下，10g以上，就有降逆止呕的作用。小柴胡汤里面用到，小半夏汤里用到，二陈汤里也用到，很多方里都用到半夏这个药。我想你们可能局限于从书本上知道它有降逆止呕化痰的作用。那我今天可以告诉你，我怎么掌握它。

我在临床上一直摸索，发现它30g的时候有降逆止呕化痰的作用。30g～60g有镇痛的作用，这个根据在哪儿，如果看书多的人，可以发现很多跌打损伤的方里头有半夏、南星，为什么？很多人在这儿瞎解释，说这是行气化痰的作用。跌打损伤哪有什么痰，显然不是起这个作用，它的作用是镇痛。我年轻时骨折过，很痛的，就用南星、半夏，它们俩是同科同属的，在这儿用到30g、60g就能镇痛。那如果用到60g、90g、150g、200g，它就有镇静的作用了。半夏秫米汤，大家应该很熟悉，你要想起到镇静的作用，就要用到60g以上。

我一般用二陈汤，或者温胆汤，治胃不和的这种痰湿型的失眠。因为我是在药店，开半夏的时候，药房不提供生半夏，我就开清半夏45g，法半夏45g，两个加起来到90g，或者我直接开清半夏60g，法半夏60g，这就能达到镇静的作用。这就是同一个药，不同的量，它就可以起不同的作用，你不能仅仅就掌握书上讲的30g以内，或者15g以内能降逆止呕，这样不行。那半夏除了这三种作用以外还有没有其他作用？半夏还有封堵的作用，我们胳膊，或者手腕出血了，把半夏碾成粉往上一敷，它立马就封住了。半夏如果和斑蝥配在一块儿，15g的半夏，加上5g的斑蝥，它能治头癣，就是头上的癞疖子，过去我们讲的头癣。你把头剃光以后，把这两个药泡四两白酒，高度的，泡1周以后，你拿棉签蘸着抹几次就好了，比内服药好得多，这是不是半夏的另外一个功能？它能燥湿，这个癞疖子是头上有水，我不知道你们见过没有，我是见的多了，患者头上流水，半夏有燥湿的作用。刚才我讲半夏有封堵的作用，这个癞疖子我既不让它湿毒泛滥，又有生肌的作用，那它是不是就好了，再加上斑蝥的杀毒作用，我想这就是治头癣的一个道理。

讲到这儿还是不够，半夏我们都知道，它有化痰的作用。西医的肿瘤，我们中医叫包块、痰核。那我们既然把肿瘤叫痰核，按中医的理解肿瘤里面就是一包痰、凝结物。那么半夏就能把它化开，是不是这个道理。我在治肿瘤的过程中，很喜欢用生半夏，就是这个道理，我三五十克的用，这个绝对不用法半夏，或者清半夏，姜半夏之类的，我就直接用生半夏。那你对半夏用到这种程度，这个功能就算掌握了。那很多同事可能要提出，书上记载半夏有毒，你这样用不怕出事吗？我可以告诉你，这你要做深入考究，书上怎么记载半夏的，它的毒性表现在哪儿。书上记载用粉剂吞服时，有戟喉的作用。什么叫戟喉，就是我们吃生半夏通过咽喉的时候，它能刺激黏膜水肿。你想喉咙就这么小一点，这个黏膜一水肿，是不是会引起窒息死亡，呼吸上不来了，这就叫戟喉。古文就记载这些，我们老说这是毒性。但是这个毒性的前提是什么，我刚才说了，他前提是你吞生半夏粉，那要煮熟了呢？我们看《伤寒论》《金匮要略》上，为啥要写个洗，我亲自种过半夏，剥开半夏里面有黏液，这黏液对黏膜有刺激作用，能导致水肿。那我们再想，我们平时吃的山药，不知道你们做饭有没有这个体会，做山药你刮皮的时候也有个黏液，那个黏液粘在手上，是不是过一会儿很痒，你拿什么洗都不起作用，清水、肥皂都不行。但是我教你一个办法，你搁火上一烤，立马就不痛了，立马就止痒了。

再说芋头，南方人爱吃芋头，芋头也是这个道理，你把它皮刮了，里面那个黏液刺激手也是发痒，做过饭的都知道。跟这个山药是一样，只要火上一烤，就解决了。我可以告诉你，半夏、山药、芋头一样，都是那个黏液起作用，烤就解决问题，那它是不是不耐高温。在张仲景那个年代，是把鲜半夏那个黏液洗掉，它就减少了。你再一煮，那是不是它就没有毒性了，这个戟喉毒就不表现出来了。你把这个机制弄清楚了，临床上你用半夏害怕啥，实际上我试过，30g、100g、200g，我曾经有个病号学生，一次用 500g，叫我给他寄 5 公斤，他就 500g、500g 的吃也没事。我一生用半夏，用到现在，不说按吨算，大概也差不多，从没出过事。我把半夏已经认识透顶了，它的毒性就表现在这儿，只要把它煮过就没有什么事。所以说我们书上和有些老医生说，要解这个半夏毒，就要用生姜，我说你那是臆想，用不着生姜。他说《伤寒论》上老是半夏配生姜，小半夏汤是半夏、生姜，小柴胡汤里面不也是半夏、生姜。我说你那个理解不对，生姜不是去解半夏的毒，那是古人为了用两味药来加强它的作用，为了降逆止呕。我们有呕吐是不是想吃生姜，可以止呕吧，半夏是不是也能止呕，所以古人把它放在一块儿叫小半夏汤。它并不是你们后人，还有老中医那样解释的，为了解这个半夏毒，就要加大生姜的量，用得着吗？你就单另把半夏熬个半个小时看看，你去喝，随便喝，当饮料喝也没有事。

我想说的是要把药研究透，一旦研究透、认识清以后，你临床上可以随便用。除了掌握它的性质、功效以外，你一定要掌握它的量。中医上有句话“中医不传之秘在于量”，比如说我现在就想睡觉，那给30g觉得不太起作用，30g只能化痰，那你要治失眠，就要用到60g以上。我刚才讲的跌打损伤疼痛是一种，那你可不可以引申一步，骨质增生疼痛、颈椎疼痛，能不能用半夏、南星呢？是一样的道理。你就把量用到45g、50g，它就可以镇痛。你像这样把每味中药的药性、药量、功效，一味一味地去掌握。一天掌握一味药，365日就是365味药，我不敢说一天，两天一味药，365日你可以掌握180味药，就这样去实践。慢慢去体会每一味药。不要先去记这个药是性温，这个药是性寒。刚才跟小贾在这儿谈问题，我随便举了个例子。我觉得我们中医界有很多理论是错误的，比如说四气五味理论，讲到“辛甘发散为阳，酸苦涌泄为阴”，教科书上是这样解释桂枝汤的，调和营卫，桂枝甘草是典型的辛甘发散为阳，芍药甘草是酸苦涌泄，芍药甘草汤，能解决脚挛急。所以我们得出结论，想调和阳气的时候，就把辛味药和甘味药放在一块儿，想滋补津液的时候，就把酸味药和苦味药放在一块儿。我说这纯粹是胡说八道，要是辛甘发散为阳，能调整阳气，我拿点辣椒面、糖水放一块儿，你告诉我能不能起到桂枝甘草汤的作用。桂枝甘草就是强心剂，我可以告诉你。那既然不行，你为啥把它当作理论来指导我这样用药呢？我说的意思就是我们对书本上的东西，不要盲目信从，一定要在实践中检验。我这个人就是有一个最大的好处，我是学哲学、搞思想政治工作出身的，当过宣传部长、组织部长、党委书记，我就不爱迷信，不迷信任何权威。既不迷信国医大师，也不迷信书本，也不迷信专家，我唯一迷信的就是疗效，遵从实践。这个药在临床上管不管用，用多大量管用，在什么条件下管用，我就研究这个东西。你大师、名老中医出了这个方子，号称一剂二剂神方神效，我拿到临床上一检验不起作用，我就扔到一边去，扔到太平洋去，我根本不迷信这个事情。

我们学中医不能光从书本上，一个好的中医一定要熟悉百十味常用的中药，对中药一定要自己实践。刚才跟我学的第一味药薏米，你就可以去实践。那我再举一味药藕节，大家吃的莲藕，这应该知道吧，它有凉血止血的作用。像我们在治鼻出血的时候都喜欢用桑白皮，然后再加上藕节、白芍、桑叶、黄芩，是不是这个道理。但是这里面最核心的专药就是藕节，一般用到10g、15g、30g。我从这儿就想到，这个藕节一晒干就一点点，还漂在上头贼不好处理。咱们说藕出于污泥而不染，它本来就在水底下长，有凉性、接地气，有凉血的作用。而且它就是一个食用的蔬菜，那既然是鼻衄的专药，又这么安全，我能不能拿藕来代替，就是我们吃的莲菜，这个只是我的想象，我要在实际中实践。

我后来在实践中证明，完全可以用藕来代替藕节，一味药就解决了小孩的鼻衄。我不知道你们碰到过没有，我碰的小孩特多，七八岁的，五六岁的，十来岁的莫名其妙流鼻血，就是止不住。咱们中医看就是肺部有火上窜，那就要清热凉血，是不是这个道理。我告诉你，你开一大堆方小孩不喝，那个药死难喝。一个简单的方法，你可以去实践一下，这个藕凉血止血把它买回来洗干净打成汁，一天当饮料喝。我告诉你，喝一天就止住，喝三天就解决问题。去年八月份的时候，我妹夫回老家打电话给我，说这几天鼻子老是出血弄不住，吃药也不管用，塞个棉条也堵不住。我说你就把你们家那个藕洗干净，打成汁天天喝。他回来跟我说，喝了一天就止住了，喝了三天以后再没出现。你说通过这样学习中药，一味一味地学，是不是就掌握了藕凉血止血的作用。而且你可以大量的用，可以把它转变成一直用，这不是挺好啊。那你今天是不是又认识了这个藕的作用。

所以讲到藕的时候，我还是要贯穿这个观点，你们学中医的时候，中医爱好者也好，可以同时给亲戚朋友看病，你们是临床医生，可以先拿药食同源的药大胆地去试。从10g、20g、30g、50g，一直试到你觉得哪个量比较合适，能达到治好这个病的目的时，就把用量固定下来，以后就在临床上这样用，这就是你的经验了。

实践出真知，再讲一个，比如小孩、大人咳嗽这个事情。如果没有发热，也没有太多痰，往往是上呼吸道感染以后出现这个情况，那我们就可以用紫菀、冬花。

我最早是从《伤寒论》射干麻黄汤里学到的，就可以把这两味药作为止咳的专药。这两味药我看了一下，没什么危险性，就拿出来用。先拿小孩开刀，因为这两个药是蜜制的，都不难喝，我就要看它止咳作用到底怎么样。我把这两味药等量熬成一杯，在里头再加点蜂蜜，或者加点冰糖，实际上是一杯可口可乐。有一次一个老夫妇俩带个孙子，说我小孩咳嗽，还不吃药，你给想个办法吧，我说那你不是给我出难题嘛。患者上了门，你还是要看的。既然不想吃药，咱们就试试这个紫菀、冬花的作用。我就开了这两味药，我说你们回去熬好，趁热抓一把冰糖往里一放，就当饮料可口可乐喝。老头说这个挺好，管用不管用？我说不管用再回来，咱们再开。回去一喝，很好，两三天就止住了，不咳嗽了。以后他再来的时候我不在，他就跟我们的药师说，我要王大夫开的那个什么可口可乐的药，把药师都说蒙了，只好把方子翻开一看，就是这个紫菀、冬花。通过这个方子，我就证明了紫菀、冬花小孩用都没有事，可以大量的用。

我当时各用了30g没有什么事，但是对小孩是这样，那么对大人如何呢？也要实践。

我曾经治过一个新疆的老太太，她就是咳嗽了大概有半年多，在新疆到处治不好，有点高血压、心脏病、糖尿病。后来她给我打电话说自己80岁了，我问她还有啥症状，她说现在也没有太多的痰，就是咳嗽止不住，白天晚上都咳嗽。我顺便问她吃饭怎么样，她说吃饭没问题，我又问睡觉，她说睡觉也没啥问题，但是睡不好。我想，她晚上老咳嗽，怎么能睡好觉，是不是这个道理。我问她大便怎么样，她说大便困难的很，四五天才解一次，就跟羊屎蛋蛋一样。我说这个好办，肺与大肠相表里，我想这个咳嗽与大肠不通有关系，那我就要找通大便的药。我没有想到去用大黄，我也没有想到生芒硝，也没想到芦荟，我首先想到既能止咳嗽，又能通大便的药，就是紫菀。蜜制紫菀，一次开了 120g，用在麻黄汤里面。麻黄用 10g，杏仁用 15g，宣肺理气，还能润肠通便，有油性的东西都有通便的作用。桂枝用 10g，甘草用 10g。大量的用紫菀，你想这个方肯定是紫菀、在起作用。他要治咳嗽，这不是一举两得的事么？既能止咳又能通便，结果吃完以后，大便就通了。这咳嗽也戛然而止，半年多的病就这么简单解决了。经过多次临床实验以后，我就高看一眼这个紫菀、冬花了。所以我在有些止咳药里面，把紫菀、冬花作为一个药对，起步量可能不会太小，很少放 10g 以下，上来恐怕就是 30g。因为我有经验了，小孩我也实验了，大人我也实验了。我知道它止咳效果很好，而且它对兼有大便不通的咳嗽效果更好。因为紫菀有宣肺气，通大便的作用，你就这样去掌握中药，慢慢就会越掌握越多了。

那你掌握这个紫菀了，碰见咳嗽的患者，就给他用一下，你掌握这个鼻子出血了，明天给他用上藕节，你掌握这个上呼吸道感染，痰多的，是不是能用薏米，你也要去检验一下。如果你通过实践以后，觉得这个薏米清热化痰利尿很好使，那以后凡是碰见咳嗽痰稠的，上呼吸道感染兼有发热的，你就首选千金方的苇茎方。苇茎方就四味药，很安全。我刚才讲了，薏米、桃仁、冬瓜仁、芦根，这个小方子很安全，是孙思邈的，你用上可以说是效果斐然的，绝对超过高档的抗生素，而且起效特别快。

那我们是不是光是掌握这个，一般的中成药会不会用？我这拿了一盒复方鲜竹沥口服液，我刚才喝的。我来之前，嗓子是不利的，不停地咳嗽咯痰，痰很黏咯不出来，这也是我临床上的一个绝招，你们就可以用一下。这一盒是六支，刚才小李买的，我是十分钟喝一次，一次喝两支，现在讲话已经很自然了，一点痰都没有了。这里面的主要成分就是生半夏、淡竹叶、甘草。主要起作用的就是这个生半夏，如果有这个现成的药，我们为啥不用它，我不用开汤方，这个很好吃，汁甜甜的。在开汤药的时候，如果他痰很多，很稠，又咳嗽，你把这搭上，很好很快就解决了，我光用这一个药就能解决了。我在临床上把这个用的不能再用了，一些小孩、老人、重病患者叫我看病，只要是痰多咳嗽，少啰唆，把这开上五盒，两个小时一喝，一次两支，一直喝到他不咳嗽没痰就行了。这个药很好使，那你是不是把这掌握住以后，临床上就可以去用。你看我这一会儿不到10分钟，已经喝了四支，这一盒是六支，但是说明书上让你一次喝一支，根本不管用，这就是实践出真知。不要说一次喝两支，我告诉你一次喝四支也没问题，有一次我一上午喝了三盒。这玩意有啥，鲜竹沥，竹子熬出来的水，半夏又煮熟，竹子叶有啥，是不是。你大胆用，效果斐然。

我经常到重病监护室去抢救患者，曾经在西安医学院附属医院抢救一个老太太，70多岁，她是外阴癌，上着呼吸机，伤口这儿不停出脓，一天挤出一碗来，他家属就托人找到我，说给老太太看看，能治好更好，治不好作一个安慰也行。我说可以，去了一看在重病监护室里，然后上着呼吸机，一会儿护士过来吸一会儿痰，一会儿过来吸一会儿痰。我看了看，摸了摸脉，跟老太太对视了一下，眼珠子转的挺好的，就是呼吸不上来。因为不停上呼吸机，分泌物一干是不是痰就黏，它出不来。我说这会也不好喝药，医院也不会让我开药，我就让家属到我坐诊的地方拿十盒鲜竹沥口服液，再拿五盒复方鲜竹沥口服液。我说一次把一盒十支鲜竹沥倒出来，大概就是我这一杯多一点。然后倒五支复方鲜竹沥，倒在一块儿，让家属不停喂给她。一天以后，呼吸机就撤下来了，没有痰了。今年年初的时候，我一个朋友脑中风以后，在西京医院，就是解放军第四军医大学附属医院，重病监护室里，也是上着呼吸机，不停地抽痰。后来我朋友把我叫去了。我说别的我没办法，都昏迷不醒了，脑袋又开了个洞，我说先解决这个呼吸吧，先把呼吸机撤了，也是这个办法。买了十盒复方鲜竹沥，再买十盒鲜竹沥，然后给他喝。两天后呼吸机就撤了。没痰了就不用上呼吸机了，能自主呼吸了，呼吸不利就是因为这有痰，气管痉挛了，就是这么简单。

你别看普通病能用，重病也能用。这就是说，你平时要把药性掌握好，看病时就可以左右逢源，随手拈来。为什么我敢用这个东西，我想这个就是竹子熬的水，你喝一碗又能怎么样。它大不了是拉肚子，竹子是凉性的，但是你从这里实践出来它清热化痰的作用很好，是不是这个道理。你在临床上就可以先找药食同源的药去用，在临床去上实践，叫我说句俗话就是先找软柿子捏，先找安全的药用。然后你慢慢积累。我举的都是药食同源安全的药，还有黄芩、黄连、黄柏、大黄、柴胡、石菖蒲、藿香、厚朴，都可以这样一味一味去掌握。因为今天时间有限，我不可能给大家展开谈，只能举例子。你们在学习的时候，不要完全相信书本上的东西，要亲自在临床上去实践，亲自尝一尝。要知道梨子的滋味，就要亲口尝一尝。尝！你不要去尝毒药，不要去尝斑蝥，信石，尝不好，说不定尝不了两粒就死了。你也不要去尝马钱子，我有一篇尝马钱子的记录，尝不好就出问题，你要先有安全意识，先积累经验。我一生大概自己亲自尝试的药，大概在七八十种。有的药我不去做实验了，你说那山药我做什么实验，你随便吃，所以我开六味地黄丸的时候，山药起步就是30g、60g。遇到腹泻患者，我学张锡纯的办法，一次就是300g熬成汁往下灌，一两天就止住它。于是我也积累了经验，这个经验，你们也需要慢慢积累。

我刚才说一味药一味药的去试验，还有一些小方子，你们也可以去实践。比如芍药甘草汤就两味药，你说芍药和甘草，有啥，都很安全。你肚子痛、胃痛，就开个60g的芍药，30g的甘草放在一块，或者两个等量的开，吃完他就止住了。我是从这个脚痉挛想到用芍药甘草汤，脚痉挛是个什么问题，实际上是我们小腿抽筋，不就是平滑肌痉挛嘛。那小腿抽筋，我用芍药甘草汤，肚子痛是不是也是平滑肌痉挛，痛经可不可以用？痛经是不是还可以用当归芍药汤，我把芍药直接用到100g，突出这个芍药甘草汤来，平滑肌一松弛，她不就不痛了吗？然后再用于胃痛，胃也是受到刺激以后痉挛，你把它一放松，它不也不痛了。你把芍药甘草汤，加到你所用的方子里头，它就能镇痛。你就这样慢慢多看几个病，就积累了对这个小方子的认识。你们今天先学一味药，明天学一对药，两个药组合起来是什么功能。后天学角药，所谓角药就是三味药，比如我治肺炎的时候，就喜欢用一个角药，黄芩、金荞麦、鱼腥草，看过我书的都知道。明天再学三个药，三个药再往四个药、六个药、八个药、十个药上递进，你这样经验就积累了。再比如说桂枝甘草汤，你不要小看这个方子，你看我开桂枝汤的时候，桂枝、白芍、甘草、生姜、大枣，它治表虚的感冒。但是这里头有桂枝甘草，我们书上解释都不对，我认为是胡说八道，桂枝甘草在这就起强心的作用。你得了外感，脉象浮软，是出汗造成的。肯定要造成身体疲乏无力、心慌，心慌它没写出来，血汗同源嘛，汗出多了心血就不足了，这是为了防止你用桂枝汤之后，再进行发汗，因为你吃桂枝汤后要喝稀粥的，喝稀粥的目的是助发汗排邪气的。但是它本身已经出汗了，你如果再发汗，是不是会心阴虚，心阴虚是不是会引起心阳虚，心阳虚是不是会引起心悸。那桂枝汤用桂枝甘草的目的，在这儿就是起预防的作用，预防出现心悸的问题。就这么回事。

我们再看麻黄汤，麻黄、桂枝、甘草、杏仁，很多书上都解释麻黄发汗，桂枝解肌，桂枝配合麻黄发汗，没有道理，一派胡言。因为古人是麻黄和甘草配对进行发汗，或者平喘，桂枝和甘草配对，它是强心，止心悸的。但是在麻黄汤里它两个共用甘草，麻黄甘草，桂枝甘草，还得按照规矩排列，甘草要放在第三位。麻黄、桂枝、甘草、杏仁排列是有规律的，不能乱了规律，从这个汤方的形成，我就能看出这个药的作用。我刚才说桂枝甘草是强心，你如果不相信，我再举一个麻黄汤，那麻黄汤是为了发大汗的，发汗多了是不是也要失去心液，心血不足了是不是也要心悸。为了防止心悸产生而用桂枝甘草强心，你们可能认为这是我一家之言。那我们再来看《伤寒论》第 64 条，发汗过多，其人叉手自冒心，心下悸，欲得按，这个心跳快的都要按一下。桂枝甘草汤主之，这是典型的心阳虚，因为你发汗过多造成的。它是不是一种强心剂，它直截了当就告诉你了。

我们再看苓桂术甘汤，水气凌心、心悸的，这里面也用了桂枝甘草，它还是这个目的。我们再看炙甘草汤，他也用桂枝甘草，为了强心通脉，那你从这一系列方子，是不是可以得出规律，桂枝甘草这个药对就是强心剂，这和我们书本上解释的截然不同，我从这里得出这个结论以后，在临床上治冠心病一类病的时候，我绝对少不了桂枝、甘草。用瓜蒌薤白汤的时候，我里头也是大量的用桂枝、甘草。就是这个道理，就是从这儿来的。你们可以从小方子一点一点的积累掌握起来，今天积累一味药，明天积累个小方子，后天积累个大方子，你慢慢是不是就有感觉了。你去看个病，今天用个紫菀、冬花把病治好了很有信心。明天用个千金苇茎方治好了急性气管炎，肺炎，你这个信心慢慢就起来了。你对中药也有信心了，我到现在都是这样，要是治好一个病很兴奋，要是治不好病，我很难入睡，成天考虑的都是这个问题，考虑这个病怎么治。但是我现在治病，跟过去治病不太一样了，因为现在找我看病的都是疑难重症，大概每天都要接触到一些癌症患者，什么肺癌，什么肝癌，什么肠癌，尽接这类患者，但是我处理这个问题，还是对证用药，还是从过去这个路子走过来。我写过一本书《用药传奇》，实际上都是我的体会，我就是从一味药一味药去体会的，你要让我举这个药，我讲今天一天也讲不完，可以给你讲个七八十种，我每味药怎么来的，我每味药怎么实践的。我给大家说就是这个路子，你们可以这样先积累经验。你们不要把这个理论，当个神圣的至高无上的东西，我可以告诉你，中医理论有很多地方是不正确的，也解决不了问题。

我给你举个胃下垂的例子，我们大家是不是都知道是中气下陷，怎么解决，很多人可能想到了补中益气汤，又是黄芪又是党参，又是白术，又是甘草，再加点升麻升气，再加点柴胡往上提，是那么回事吗？升麻就不是升气的作用，升麻从古以来，就是一个治咽喉清热解毒的药，那我现在不说这个药，你说其他的药是不是就是补中益气，你先给我用用，这个胃下垂。我可以告诉你有效率 10% 都不到，这个理论没错吧，中气下陷，补益中气、升提，用补中益气汤，对吗？不对。我们治胃下垂，从西医角度解释，胃、子宫都有韧带固定着，跟那个皮筋一样，它紧的时候是不是收缩着，它要松了是不是就往下掉，我习惯把它叫掉带松了。那要解决这个掉带松的问题，是不是要找什么药能刺激这个韧带，让这个松的皮筋回来。那回来以后，你这个胃下垂，是不是就解决了，子宫下垂是不是就解决了，脱肛是不是也就解决了，是不是这个道理。要动脑筋，那我就想到，中药里头麻黄有这个作用，枳实有这个作用，那我加在理中汤中也行，加在补中益气汤里头也行。这两个药本身就有强心作用，那是强心剂，它能使心肌收缩，那它也能使平滑肌收缩。所以我大量的用枳实，胃下垂它就能解决，再加上麻黄。我说不要过分追求这个理论，理论不实用。中医理论，尤其阴阳五行、脏腑经络、子午流注、五运六气，我过去当宣传部长时候，专门研究过这个东西，把这书都翻烂了，我还算卦，还运算，根本不好使。早年的时候我也是走辨证施治、理法方药这个路子，我觉得我看病跟名老中医看的也差不多，症状咱俩都差不多，可疗效怎么差那么多。你一剂知，二剂愈，我怎么看了10剂、8剂都不起作用，我就笨到这种程度？我现在想明白了那个理论不好使，他有局限性。这是其一；第二有些过去的老中医写的很多都是个案，有偶然性，不具备普遍性。但是这误导我以为这是老中医写的，这是个七八十岁的老头了，经验丰富，绝对是真理，但事实不是这回事。不能光看这一点，山羊从小就有胡子。不是胡子长的老头就有本事、就有作用，你这个记录是不准确的，是片面的，重复性很差，再在临床上检验没有这个功效。对于脏器下垂这类病，当我把枳实加进去，把麻黄加进去，并且量加大，它就有这个作用，它就能慢慢提升上来。这样胃胀、胃痛不就解决了，是不是这个道理。所以说不要迷信这个理论，自己要独立思考，要充分认识到这个药的作用和方的作用。可能和大家平时接触的理论不太一样，我经常讲世上的事物都是一物降一物，喇嘛降怪物，有什么病就有什么药，有什么药就能治什么病。

我讲个临床的例子，我很喜欢用黄芪，过去用30g、50g，我现在一用就是100g、200g、300g，但是黄芪用多了以后，容易引起腹胀。对于腹胀来说，大家按中医的解释是气滞不通，是不是都用枳壳、木香、厚朴一类的药，你可能想到是这个。管用吗？你去试试看，就是黄芪引起的腹胀，你看管用不管用，我可以告诉你不管用。只有陈皮能解决它，那陈皮就是解决黄芪引起腹胀的专药，这就叫一物降一物，喇嘛降怪物。人参引起的腹胀，你用别的都不好使，厚朴、香橼、佛手都不好，就萝卜籽好用。为啥吃人参，很多人知道不要吃萝卜，萝卜就是它的克星。那我们学习中医，需要找这样一对一的关系。这个症用这个药，它俩就是死对头，冤家对头，它就能解决它，你就找这个东西。你把这个找着了，积累的多了，我说实在的，你看病没有啥解决不了的问题。我看病没什么绝招，本身把看病也看得很简单，因为我过去是搞政工的，当过宣传部长、组织部长、党校校长、党委书记等，我成天给别人上课，讲马列，讲哲学。讲这一套、搞政务，我觉得很累，很复杂。打个比喻我今天跟小李在这谈话，谈得好好的，明天就按照我这个办，明天让谁去。这都谈好了，可是他思想是活的，睡一觉第二天就可能告发我去了，说我说哪个人的坏话了，明天就变样了，人这个思想是活的。但是我们看病可不一样，小李今天说头痛发热，睡一觉明天早上不会跟我说，我不是头痛发热了，我是肚子疼、屁股疼了，它不是发生这回事的吧。所以我说看病简单，人的思想是活的，但是病是客观的，一是客观，二是没有太多的变化。既然你这个症状是客观的，没有太大变化，那我就找克星，就找专药、专方对付你就完了。我看病就是这么简单，我要求我的学生，博士也有，研究生也有，普通医生也有，我说你们跟我学习，没有其他要求，我年轻的时候能记五六百个方子，现在60多了，我还能记住300多。像你们现在这个年龄，我希望你们记住300左右个方子。你想想，一个方子至少是管两个症状，或者三个症状，甚至四五个症状。你记住300个方子，要管多少症状，人身上有多少病，都能包括进去。所以说你把方子掌握的越好，你越自由，你看病越有办法。东方不亮西方亮，黑了南方有北方，这个方子不好找那个方子。哪个方最好使就用哪个方子，我可以自由选，选最有效的方子。但是你要是就记住两三个方子，就知道桂枝汤、麻黄汤，你说你咋看病。还有人说可以自己组方，我告诉你千万不要自己组方，我早年也是按辨证施治理法方药组方，不太灵。你一个人充其量活100岁，抛去前20岁，减去后20岁，60年看病，一个方子就算就看一个病整天验证，你也就验证60年，是不是这道理。《伤寒论》的方子到现有1800年了，这么多人在这儿实践重复使用，就证明它好使，它有效。你为啥不去继承这个方子，为啥不去继承经典方。

但是我说的经典方，你们不要光理解成《伤寒论》《金匮要略》上的方子，凡是历史上传下来的，有效的方子都是经典方，都是经方。龙胆泻肝汤是不是经典方？补中益气汤是不是经典方？独活寄生汤是不是经典方？犀角地黄汤是不是经典方？存在即是合理的，它能传下来就是有效的，你们应该把功夫下在这上面。第一是记大量的方子，一定要记经典方；第二是一定要熟悉百十种药，这个要求不高，我觉得你们教材上，恐怕要求你们每个人记300多味药。你们就像我刚才举半夏的例子，能熟悉到这种程度，你就打遍天下无敌手了。我方子记了这么多，什么症状能逃出我这些方子的范围？有的症状，我一个方子解决不了，就两个方子合方，两个方子不行，就三个方子合在一起。我把你所有的症状都能打进去，一网捞尽，然后再加上专药靶向直捣，是不是问题就解决了。所以方药是关键，学中医把前头的理论了解一下，我带学生就说，中医基础理论翻一遍知道基本概念就行了，知道什么是阴，什么是阳，什么是金木水火土。什么叫脏腑经络，知道这个原理就行。重点就在方子上，我不管你是佛医也罢，道医也罢，中医也罢，什么神医也罢，最后是不是还要落实在这张方子上。有没有效就要看这张方子，就要看药用得好不好。所以我不管你什么出身，什么来路，大家最后都要落实到这个方上，这个方是由药组成的，如果你们对药十分的精熟，对方子十分的精熟，那你没有啥治不了的。

现在这个病能超过1万种吗？就算超过1万种，中医的方子汗牛充栋，几万个方子在等着你，西医有这么多方子吗？西医有这么多药吗？我们完全可以从中医古籍中寻找良方，靠这些方子，就把它网罗进来，然后去实践，找最有效的方子去解决它。所以我给大家的建议就是，不管你们过去是院校毕业的，或者初学中医的，或者有一定的临床经验，现在你们把重点，就下在方和药上。我昨天在医院看了个患者，是个高干，来了非要请吃饭，吃完饭喝完酒，又非要让我给他看看。我摸完脉给他说，你这个肝上有问题。第一是有脂肪肝，第二是血脂稠，可能有小结节。第三个你小便不利，他说你怎么说得这么准，这么神呢？我说没有啥，这是下来跟你们在这儿说，脉没有那么神，完全是客观的症状提示的，他手一伸出来那么肥厚，红白相间，脉象又弦滑，这是什么现象，这是血脂病。就是血液黏稠脂肪停留，那你必然会导致肝脏上有轻微的，或者重度的脂肪肝。肝脏上的增生物，是凭我摸脉的经验，左关脉有小滑动，就像一个小东西滑，或者刮过，那肝上肯定有东西，要么是囊肿，要么是结节，要么是占位性病变。但是对他我不敢说，我只敢说你肝上有个东西，他自己先说出来了，我肝上有个结节。那这个诊断就很简单，完全看手不用摸脉就明白了。摸脉这个经验是怎么来的，就是看病多了。曾经有很多学生，给我发短信打电话，老师我来跟你学号脉，我说不要跟我学号脉，我的脉学是三脚猫功夫，你不要跟我学。他说我就想跟你学脉，我说可以，你跟我学，我先问问你，看条件具备不具备。我说你一年用中医办法给人看病开多少方子，他说不到200。我说200就不用学了，2000你都不要跟我学，我说我过去看病一年就要看1万多患者，也就是说我要摸一万多人的脉。我号脉没人教我，我摸脉的经验全是我自己积累的，慢慢体悟的。我怎么积累，比如说学脉，开始你来找我，说你是肝硬化，肝硬化肯定还有其他症状，脸色发青，严重的还有肝腹水、肚子大、无力、不想吃饭。咱们先不谈其他症状，就光讲摸脉，你来一人说你是肝硬化，我就摸他这个脉，体会是个什么样子，是弦是硬是软。一个肝硬化患者是这样，十个肝硬化患者是不是还这样，一百个肝硬化患者又是什么样，我就慢慢体会琢磨这个肝硬化的脉是啥样。其中大多数共同的特点是什么？如果你要能摸1000个肝硬化患者的脉，还找不出肝硬化脉的规律，你可真是笨，说实在的就不要学中医了。我就是这样学来的，我不是不主张你们拜师学习，我只是谈我的经验。如果没有条件拜师学习，你们就可以这样去学，现在患者都是把检验报告摆在你面前，你就仔细体会同类的病，它这个脉象大体上是个什么样的，是浮是沉？是滑是涩？是大是小？是宽是窄？是寸上有问题？还是尺上有问题？那你时间长了，不就掌握了这个脉学了吗？

为什么脉学不能传承，一个人一个经验，我可以告诉你，这个病让十个中医摸，可以摸出十个脉，那就是个人体会不同，这个东西只可意会不可言传。你完全要靠自己体会去摸，这是我的经验。所以说我觉得学中医就三句话，博涉知病；屡用达药；多诊识脉。博涉知病就是说，你要看病看得多，积累经验。你也要看书看的多，我一生没有老师带，全是我自己看书得来的，看完书就去临床上实践，不行再反复看书，这也是博涉知病里头一个方面。我下乡当赤脚医生那时是70年代，没有老师带我，找老师很困难，不像你们现在找老师很容易，还有大量的书。但是大量的书你们要多看，要多实践，实践多了见的多了，见多识广经验就来了。我现在看病，患者一来他一说两句话，我就大体知道咋回事，有时他话都不用说完，脉摸不摸都无所谓。比如患者一来说口苦、不想吃饭、肚子胀，就凭这三条我就想可能就是少阳病柴胡证，那柴胡证，我再问大便干不干，他要说大便干，直接就是大柴胡汤。他要说大便不干，还有点软，直接就是小柴胡汤。他说还有点失眠，睡不着觉，就是柴胡龙牡汤，就这么简单，没有那么复杂，不用摸了半天才说是气虚、血虚、上焦有火、下焦有寒。我发现现在很多医生挺巧妙，挺会忽悠人的。妇女来看病一摸，就是宫寒，什么叫宫寒，十个有八个是宫寒、月经不调，不是那么回事，不要向他们学习。华而不实。要实实在在认认真真去学习，去发现，去积累经验。我说这个是实话。这第一条叫博涉知病。

第二条叫屡用达药，你要反复用这个药，要反复体会这个中药，把它彻底掌握，就像我刚才说的半夏。那我再举个例子，麻黄大家都知道，解表发汗、平喘利尿，这仅仅是书本上讲的。我们除了掌握解表发汗、平喘利尿的作用，还要掌握麻黄有止尿的作用。那用多大的量麻黄能利尿？多大的量能止尿？我通过实践得出结论，在6g以下，它就有利尿的作用，如果超过10g，有一大部分人尿不出来。那就是说在 10g 以上，它有止尿的作用。这个也不是随便说的，这也是我实践摸索出来的。我治过一个患者，颈椎增生疼痛，我开的就是葛根汤，葛根、麻黄、桂枝、白芍、生姜、大枣、甘草。大概麻黄用了 12g，葛根用了 60g，开了 7 剂。一个礼拜以后，这老头一进来就说，王大夫你真好，真伟大，先给我戴个高帽，说把他上头解决了，颈椎不痛了，可下头出毛病了，尿不出来了。我一听是这么回事，就问下面怎么尿不出来了，他说我想尿就是尿不出来。于是我把方子翻出来，翻来覆去地看，觉得没什么问题，最后才发现可能是麻黄，为什么我想到是麻黄用多了？ 70 年代的时候，我在农村的叔父，是个农村的赤脚医生，现在已经 80 多岁都是名医了，他告诉我治小孩遗尿可以用麻黄碱，过去有麻黄素、麻黄碱片都可以用。我想可能是这个道理，就把麻黄去掉改成木贼，它俩是同科同属的，改成木贼再吃了就很好，就再没有什么事了。但是这是不是患者的偶然反应呢？我还是吃不准。我一生特别爱尝药，非要自己亲自实践实践，于是我就有意识的尝尝这个药，看它有没有这个作用。

有一次我感冒有点头痛，就买了一盒新康泰克，新康泰克的主要成分就是麻黄碱，是缓释片一天只吃一粒，我就要试试它。我早上吃了一粒，到中午又吃了一粒，吃完第二次到下午的时候小便就尿不出来了，确实有那种感觉，想尿尿不出来。原来尿不出来是这么回事。这我就知道了，麻黄药量用大了有这样的副作用。患者是这么个反应，我也是这个结果，于是对于麻黄量大尿不出来我就有体会了。我坐堂看病治了很多遗尿患者，比如小孩尿床，由于有了麻黄可以止尿的经验，于是我就有意识地在药方中把它加上。五六岁的我用 10g，除了用益智仁、覆盆子、海螵蛸、桑螵蛸之类，麻黄也给他用上，可以说两三天就见效。我治小孩遗尿不管你是七岁、八岁、十来岁，我是没有拿不下来的。有那么核心的几个药，益智仁、覆盆子、桑螵蛸、杜仲，然后就是再加上生麻黄，益智仁必须用 30g，这个可以看我的书，都讲得比较详细。对于药物的掌握，光在书本上是没法掌握全的，我们只有通过实践，即掌握了麻黄有宣肺解表利尿的作用，而且还有止尿的作用，这就比较全了。关键点就在量上。

那麻黄还有止痛的作用，有没有人想到麻黄汤八症中身痛腰痛，骨节疼痛？我是在看书时想到这个问题的。我喜欢用独活寄生汤来治腰腿痛、身痛，有高血压的我也不避，就在里面把麻黄加上，收到了意想不到止痛的效果。麻黄还有散结的作用，中医上讲通则不痛，不通则痛，痛肯定是那里堵住了。那麻黄能解痛，是不是也就有疏通散结的作用，是不是这个道理。可以发散性思考嘛。在治癌症肿瘤的时候，可不可以加进去，除了我刚才说的半夏，再加点麻黄行不行，辅助它散结不是挺好吗？所以我在治癌症的时候，也喜欢用麻黄。麻黄到目前来说，是不是就认识透了，还没有，没有止境。麻黄还有兴奋的作用，有些人患抑郁症，我治抑郁症就喜欢用麻黄。抑郁症是对任何事情都没有兴趣，不想动、不想吃、不想玩，一派淡漠的状态。怎么办呢？我就想到麻黄能刺激你，让你兴奋，叫你从这种抑制状态恢复到兴奋的状态。临床上我用麻黄附子细辛汤就可以治疗抑郁症，但是抑郁症还要有其他的药和方子，这只是个思路。所以我希望你们在学中医、用中医的时候，把每味药都掌握到尽头，发挥到极致。那你在临床上没有什么病能挡住你，每个药都有每个药的用药特征，这个药治不了，换下个药可能就治好了。我刚才反复强调的，你们的重点就是掌握药，掌握药性、药效、用量，中医说不传之秘在于量嘛。

另一个是要掌握方，我再讲个方，比如说湿热患者很多，我们医生一看你是个湿热体质，那湿热体质用哪个方？脾胃湿热偏于湿多热少的时候，用三仁汤最好使。对于肺胃有湿热，咳嗽、气管炎，这种湿热用甘露消毒丹好使。对于上、中、下三焦湿热、小便发黄、妇女带下湿热下注的，龙胆泻肝汤就是最典型的，最有效的方子，那你这样就能把方子掌握了。你不能见到湿热患者就去清热利湿，自己组方，找一些清热的药或者一组利湿的药，这就是学校老师教的。一般不要自己去组方，我吃过这个亏，不好使，你就用经典名方，然后把它找准方证就好使了。再比如说我们辨证了一个肾阳虚症，四逆汤可以不可以用，八味地黄丸可以不可以用？也叫桂附地黄丸？阳和汤行不行？济生肾气丸行不行？二仙汤行不行？你看你辨了个肾阳虚，这就太粗糙了，那往下怎么辨，要辨方证。心阳虚四肢发凉的，就是四逆汤，再加上强心的药；身上有肿块的，那阳和汤就上去了。小便不利的，济生肾气汤我看就对证；四肢发凉，小便清长，脉沉弱的，八味地黄丸就行。这样你去治就没有无效的方子，只要细分到这种程度。我不是让你去细分病，是让你去细分方证，它对应哪个症状最有效的，这是古人传下来的。我刚才说了《伤寒论》经过 1800 年，或者更长的时间，方子绝对是有效的，你不要自己随意组方。肾阳虚、肾阴虚的，我就用个通方，不要自己组方，你是白费力气，还没效果，把你自己气得不行。

这段时间我就专门琢磨治咳嗽，看到痰多、发热外感这种咳嗽，是不是可以用我刚才说的苇茎方，是不是可以用复方鲜竹沥；那如果它有痰饮，水气凌心、水气上逆造成的咳嗽，是不是小青龙汤可以；如果这个咳嗽是后期了，痰也少了，光是咳嗽，我用止嗽散行不行；对于光晚上咳嗽的，我用点解痉的药行不行；对于哮喘引起来的咳嗽，是不是就要吃治哮喘的药。你就这样研究咳嗽，把各种方给它列出来，兵来将挡，水来土掩，然后再把专药用上，治病就这么简单。

我刚才讲的这些东西，跟你们平时听到的，和老师教的可能不太一样。你们老师可能讲得比较系统、比较正规一点。我的观点是一家之言，仅供参考。

现在咱们开始讲妇科这个专题。妇女更年期综合征，这是妇科比较常见的一个病。临床上诊断起来不难，我们都知道《黄帝内经》上讲，妇女的生长以七为周期，二七一十四天癸至，七七四十九天癸止，这一个是开始，一个是结束。就是说妇女七七四十九岁就到了绝经期，这个月经就开始慢慢地减少，最后直到停止。在减少到停止的这个过程中，会引起一系列的神经官能症状，或者交感神经症状。比如说在临床上可以看到，患者一来不会很安静地坐你面前等着你摸脉，等着你说什么，那这就是心烦躁动。这类患者典型特征就是头面烘热，患者说这个热、无名的火突然就来了，一会就热到脸上了，但是很快就过去了，就像潮水一样。烘热的过程中会突然出汗，汗出完以后，可能就是心慌心跳，我们简称为心悸。在这个过程中，还可能伴随着一些心神不安、脾气暴躁，就是我们常说的没事找事，造成家庭的不和睦。同时有些人可能还伴有失眠、耳鸣、高血压、高血糖、拉肚子，有些心慌很严重，等等。

这一大堆的症状怎么鉴别，我给大家教个简单的办法，在这些症状中，只要有那么两三项，就足够断定她是更年期综合征。你可以问她之前有没有这个现象，比如说往前推半年、三个月。她要说以前是好好的，脾气很腼腆从来不发火，这时候突然就变化了，出现这个症状。你就可以断定她是更年期综合征。她的表现就是交感神经紊乱，中医叫肾精不足虚火上升，从西医上讲是雌激素不足，引起她身体一系列的不适。因为在她有雌激素的时候，五脏六腑配合的都很好，很平衡的。现在你突然把火撤了，雌激素分泌不足了，五脏六腑就不适应了，在没有达到新的平衡时，造成各种功能上的紊乱，就会出现这么多的症状。你不要管她有几个症状，我刚才给你们讲辨证的要点，就是她以前没这些症状，突然就在这个年龄段出现了，那基本上就是更年期综合征。

还有人血压突然高了，到医院大夫叫他吃降压药，我说你别听他的，你以前是不是没有高血压？我说这就不是高血压，更不用终身吃降压药。因为你现在雌激素突然分泌不足了，五脏六腑失去平衡才出现血压高，那我把平衡再找回来，高血压是不是就解决了，为啥要终身吃药？有些人血糖最近也高了，我说你原来是不是没有血糖高，这跟高血压道理是一样的，也是由于交感神经紊乱、不平衡才产生的，你也不用吃降糖药，我把更年期综合征给你治好，建立起新的平衡就好了。那你就算是到了70岁、80岁、90岁都不会再出现这种问题，是不是这个道理。对于判断这个病，估计大家都不会太难，我也不讲舌症，也不讲脉证，因为有可能舌红，有可能舌淡，有可能苔薄，有可能苔厚，这都不是主要的。她只要出现这种症状，你就可以断定她是更年期综合征。治疗的方子很多，有知柏地黄丸、麦味地黄丸、二仙汤、六味地黄丸。但是从我这么多年总结的经验来看，最有效的就是二仙汤，可以把它作为一个基本方。二仙汤就六味药，淫羊藿（也叫仙灵脾）、仙茅、巴戟天、黄柏、知母、当归。这个方子是上海中药大学曙光医院的一个老大夫发明的，现在已经不在了，叫张伯臾。他原来是中医内科学五版教材的主编，这是他20世纪70年代创制的。在临床上，我觉得不管什么方子，都没有这个方子好使，实际上它是一个调整性激素水平的基础方，就是调节雌激素和雄性激素的。它不但能治妇女的更年期，我有时候也拿它治男科病。因为从理论上说，它能够调节雌激素和雄性激素的失衡。

记住二仙汤是个基础方，先不跟你谈用量，要先把结构分清楚，这个方子有两组药，淫羊藿、仙茅、巴戟天、当归，这些药都是偏热的，然后我们再看黄柏、知母，这两个是偏阴、偏凉。这两组药实际上一组是调节肾阳的，一组是调节肾阴的，所以我为啥说它能调节性激素的，不是专门调节雌激素的，实践证明临床上效果很好，但是现在好像用这个方子的人不太多。但是我这么多年来一直用它，我觉得效果很显著，还用它治了很多其他的杂病，今天我们只谈用它来治妇科更年期综合征。首先你们要把药记全，我反复强调，不管我是带学生，还是指导学生看病，我都要求你方子要很熟，你不要说二仙汤写不出来，写不出来回去记去，记完再来学。这六味药分两组，一组寒，一组热。患者如果是烘热、出汗、心烦、失眠、多梦、烦躁，脉象浮软，或者沉软无力，舌淡苔白，那就是偏寒。在学生中曾流传我的一句话，不管是什么病，脉看虚实，舌看寒热，先把方向定准。脉象辨虚实，脉有力肯定是实，脉无力肯定是虚了。舌质分寒热，舌红就是偏热，不红就偏凉，那这个在临床上有什么指导意义呢？

那如果它虚了，我就不能用过多攻下的药，可以用一些补药；如果实了，我就可以用一些苦寒攻下的药。方向不要错，如果她寒了，我可以用热药；她要热了，我可以用凉药。这就是说，要根据症状来用这个方子。如果是舌淡苔白，脉象无力，不口干、咽干，没有很明显热症的时候，就可以把偏热的一组，淫羊藿、仙茅、巴戟天的用量放大一点，我一般习惯 15g 到 30g，但是这里牵扯到一个当归。当归这个药来说，你们一定要看大便的干稀，大便如果偏干、偏秘结，你就往 30g、50g 用都没问题。如果她大便本身就软、偏稀，那你当归不要用多，它有润肠通便的作用。你们要把每个药的药性吃透，便稀了用个 10g、8g 就行了；如果大便秘结，几天不解又干，那你当归用到 30g、50g 都可以，这是个诀窍。要是偏寒，大便偏稀的时候，你把淫羊藿、仙茅、巴戟天这组药量加大，然后黄柏、知母用 6g、9g 就行了，你这会不要把黄柏、知母用 30g、50g，用多了绝对是要跑肚拉稀，裤子都提不上。如果这个人脉弦滑有力，舌质偏红，舌苔厚薄都无所谓，脾气暴躁、怒火冲天、大便干燥，或者秘结，那是不是就是偏热了，你就要把里面这组偏热的药量放小，淫羊藿、仙茅、巴戟天用各 10g，不要再大了。然后把黄柏、知母量放大，我习惯直接是黄柏 30g、知母 30g，所以掌握这个病要理解用药的技巧。你们不要老师教了二仙汤，也不辨什么寒热虚实，只要是更年期通通用二仙汤，通通给 30g、10g，告诉你没有效果。具体问题要具体分析，要根据症状来用药。按中医来说这个病是肝肾阴虚、虚火上升造成的，所以我们最好在原方加上龙骨、牡蛎，有滋阴潜阳的作用。我习惯用生龙骨、生牡蛎各 30g，大家可以自己去体会，我反正习惯这么用，不习惯用煅牡蛎、煅龙骨。如果失眠厉害了，生龙骨、生牡蛎各用 45g 到 50g。二仙汤作为一个基本方子，只要碰见更年期的患者都可以用，不同之处是要学会加减。比如除了烘热、出汗、心烦以外，还心慌的厉害，整天像揣了个小兔子一样，惴惴不安，这是心虚的表现。那怎么办，在原方的基础上，把生麦饮加上，人参、麦冬、五味子。这时候你把生麦饮就考虑成一味药，不要再这考虑人参的作用是什么，麦冬的作用是什么，五味子又是什么作用。很多学生老问我，老师你为啥加这个生麦饮，给我解释一下人参是什么作用，麦冬是什么作用，五味子是什么作用，我不给你解释，我没这个概念。我就把它当成一味药投进去，就是治心悸的，就是治气阴两虚心慌的，脑子建立这么个概念。我和别人不太一样，我往往把一对药、一角药、一个小方子，当作一味药投到一个方子里，作为一味药的功能来用，这是我的一个经验。你们碰见这种心慌怔忡不安的，就把生麦饮直接加进去。不要再细分了。

我曾经治过一个西安医学院的妇科大夫，50 岁。她也知道是更年期，表现为不想吃饭，她觉得自己是不是有心脏病，成天就是心慌，白天、晚上睡不着觉，心脏快跳出来了。我说好办，就给她开二仙汤，加龙牡、牡蛎，再加上生麦饮，人参用 10g，麦冬用 30g，五味子用 30g。开了 7 剂，三天就解决她的心慌、心跳，一个礼拜基本上就平息下来了。平息下来以后，不等于说更年期综合征就治好了，最好叫她再服十天半个月，如果她不愿意喝药，就把这个药做成蜜丸，一般药店都有做，叫她吃一两个月，你这样才能帮助她建立起新的平衡，才能完全治好。我刚才举的例子，她自己是妇科大夫都治不了，我就用这个方子，治病没什么绝招，就是见症发药，有是证用是方，有是症用是药。你不是更年期综合征吗？这个症就是二仙汤证。你这不是心慌吗？这就是参麦饮证。这些症状它突出什么，你就把这个专药加进去。也有人它突出的症状是出汗，大汗淋漓的，那就把止汗的药加进去。我曾经治一个西安外国语学院姓孟的教师，她就是出汗。她一晚上衬衣要换两三次实在受不了，出汗过多又没有劲，又心慌。让我现在别管其他的症状，先把这个汗先止住再说，这也是很苦恼的事情。我就是在二仙汤的基础上加上生龙骨、生牡蛎，生龙骨、生牡蛎本身有止汗收涩的作用。这个药对我是从《医学衷中参西录》张锡纯那学来的，用生龙骨、生牡蛎，加上山茱萸，龙骨、牡蛎都不要少于 50g，特别关键的是这个山茱萸，直接给她90g、100g，滋阴敛汗的作用特别强，这是张锡纯的经验。张锡纯可能没有用这么大的量，我们现在之所以用这么大量，是因为现在药品的质量不好。现在中药都是中药基地种的，所以你再不加大量，根本不行。那么我就在方子里加了 50g 的龙骨、50g 的牡蛎、再加了 90g 的山茱萸，一晚上汗就减少。一个礼拜下来，就彻底解决了出汗问题。这个药在收敛止汗方面效果是可靠的，你不管她为啥出汗，不管这是个什么病，你们都可以把这个作为一个专药投进去。

我认识山茱萸止汗的作用，是曾经治过一个颌下肿瘤的患者，他到西安323医院去看病，看完到我那把手一伸就要考我，让说我他是什么病。我说你是肿瘤，他说你怎么什么都知道，我说这没啥神秘，你就在对面323看病，那就是个肿瘤医院。而且你肿这么大，很明显的。你不要以为我故弄玄虚，有些大夫爱故弄玄虚。他今天不是来要解决肿瘤的问题，而是一天汗出个不停，一天要换好几个衬衣，让我给他解决出汗的问题。我说这很简单，他说少吹牛，我说咱们赌一万块钱。他说你别开玩笑，你能治好明天还来。我说好办，就先给他解决出汗的问题。我在这里插个话，有些患者病情很复杂，你觉得无处下手的时候，不要害怕，不要面面俱到都去治，可以先逮住一个症状去治，把这个症状平下来，这样能在患者中间建立起威信，你自己也有信心，有时候你解决了一个问题，可能其他问题也会迎刃而解，这是个诀窍。上面这个患者他脉象不复杂，因为老出汗，脉象不会是弦滑有力的，就跟轮胎一样，你打饱了它不是鼓的吗？你放了气它就软了。你想，不停地出汗，这个脉能弦滑有劲吗？肯定是浮缓的、没劲的，即使大，它也是空的，也是没劲的。这个其实我就可以用补药，桂枝汤能不能止汗，玉屏风散能不能止汗，可我总不能光用这三味药，这显得我也太没有水平了。根据这个情况，我就用了一个桂枝汤，桂枝汤大家也知道，发热头痛汗出，这也是治出汗的。然后我直接用生龙骨、生牡蛎各50g、山茱萸150g。我也想让他看看，别小瞧我，咱们一定要止住这个出汗。因为桂枝汤我开的量很小，都是起辅助作用，桂枝10g，白芍10g，生姜6片，大枣3枚，甘草10g。不痛不痒的，因为我也没有打算治这个病的本，我就要止住这个汗，拿出我的撒手锏，拿出我的止汗药对。他一抓药花了100多，他问我这个药能不能止住汗，花了这么多钱。这是十来年前的事了，100多块钱是因为山茱萸贵，我直接开了180g。我说你先吃吃看，如果止不住，回来咱们退钱，我还在这坐着。第三天就回来了，见面就叩头作揖，你真神了，吃完以后这汗就止住了，衬衣干干的。你们看这个药对就这么厉害，就这么神奇。我可不敢贪天功为己有，这不是我的方子，我读书比较多，这是《医学衷中参西录》张锡纯的方子。把别人好的经验拿来，自己在临床上进行检验。检验对了有效了，留下来就是我的，就是我王氏的，不是张氏的，是不是这个道理，就是要善于学习别人的经验。

二仙汤本身是调整性激素水平的，让症状慢慢地平息下来。那还有些患者晚上睡不着觉，昼夜难眠，没事就找事，自己也受不了，家人也受不了。我也有高招，那就在二仙汤里加生龙骨、生牡蛎、酸枣仁。凡是突出的症状，患者要你很快解决的，不要手软，直接就是100g，或者120g，往上加，当天晚上就让他睡着觉。我曾经在一个回民医院坐诊的时候，有一个女的是北中医毕业的，比我大几岁，我称她为师姐。她给一个妇女看了半个月的病，解决不了这个失眠的问题。她问我她开的方子对不对，我一看是酸枣仁汤，酸枣仁、川芎、知母、甘草、茯苓，我说对着呢。她说还用了逍遥散，就是解决不了失眠，吃了半个月，都不好意思了给人家治了。她让我给改改，我一看酸枣仁用了10g，我说这好办，原方不动，后面添个零。她说添个零，你开什么玩笑呢？我说不是逗你玩，你就往100g用，如果止不住你来找我。她说你的根据在哪，她是学院派毕业的，很讲究根据，我说你看看《金匮要略》上，酸枣仁写了多少，她说记不起来。我说是2升，100g能达到2升吗？你就给个10g、8g，蜻蜓点水，哪能解决这个问题呢？你要是怕开多，人家对你不满意了，你就开3剂，然后回头你再调整。患者回去吃完药当天晚上就睡着觉了，那这就说明是你量没有给足。

所以酸枣仁大量镇静，就能治失眠。这也不是我发明的，书上记的是两升，我所有的经验都是从书上学来的，从名老中医那学来的。山东过去有个名老中医叫刘惠民，20世纪60年代就去世了，给毛主席看过病的，他的外号就叫枣仁先生。张锡纯叫石膏先生，我们有很多人叫柴胡先生，就是以善用某药为名的。刘惠民老中医曾经给毛主席看感冒，西医治不了，刘惠民1剂药就解决了。他写过一篇医话，我在名老中医医话中曾经看到过，他说这个枣仁就得用到100g、150g。

后来他又写到生枣仁醒神，炒枣仁安眠。按我说都一样，生枣仁一煮不也都熟了。炒枣仁、生枣仁都行，就给他放100g，哪有睡不着觉的。

如果她还有点口渴、小便发黄，有点阴虚发热，怎么办呢？加百合、生地黄，二仙汤里本来就有知母。大家记得不记得《金匮要略》里百合知母汤，百合生地黄汤都能镇静。酸枣仁汤里也有知母，说明知母不仅能滋肾阴，还有镇静的作用。所以大家要熟悉经典，熟悉条文，熟悉用药，熟悉名家的经验，再拿到临床上去用。那你碰到失眠了，就可以用这个方子，要是觉得酸枣仁太贵用不起，可以把我的验方加进去。我既用经方，也会用时方，也会用偏方，也会用单方，偏方也有治失眠的，黄精、丹参、五味子各30g，也能起到枣仁的作用。如果你嫌这个还贵，可以用首乌藤，直接用到60g，也能解决。这就是说你在这个基础上要加专药，我想给大家贯穿这个思想。

还有些人就是烘热，两个颧骨发热，那就在二仙汤的基础上加水牛角，它是专门治两颧发热的。中医上讲阴虚发热、虚阳上亢，我也不管是什么导致的，反正水牛角就专治它。你就把水牛角加上，不要加太少，至少要加30g到60g。我临床多年，发现很多中医不会治两颧骨发热，现在好多年轻人，女性居多，男性还少，就是两颧骨发热，红彤彤的，有的特别烫。那这个就用犀角地黄汤，把水牛角加大，那在治更年期综合征的时候，你不要用太大，30g、60g就行了。我曾经治过西安北郊红旗厂一个姓马的妇女，她就是烘热很多年，还有家族性高血压，就要求我治烘热，两颧骨发烫。有的医生给她诊断成红斑狼疮，后来检查各种指标都不是。我说好办，柴胡龙牡汤，再加上二仙汤，因为她也接近50岁了，然后水牛角用了200g。抓完药一大包，水牛角像木工刨花一样卷起来。她说这咋煮，我说简单得很，回去拿高压锅先把200g水牛角压出水汁来，再拿这个汁去煮其他药。

吃了10剂药就平息下来，两颧骨一点也不热了，包括她的原发性高血压也莫名其妙的好了，这就说明水牛角是治疗两颧骨发热的专药，但是用量不要低于30g。你也没有必要一上来就直接用到150g、200g。可以先用个30g，如果30g起作用了，就不要多用了。30g不行了，你下回加到40g，40g不行50g，往上递进。但是我可以确切地告诉你们，它治疗两颧骨发热效果很好。如果要是她体质偏凉，吃了以后大便稀溏，一天两三次都不要紧，但你要提前告诉她。一天要是拉个五六次，拉水了，那就不行了，方子里头就要调整了。一是用量减少，二就是反佐。《伤寒论》里对下痢用什么药？《伤寒论》里凡是碰上下痢，都是用干姜，你也把干姜加上就可以解决问题。一边你要泄，一边又要止，两头拉平衡就行了，跟拔河一样。再不行就把牡蛎量加大，不知道你们谁有《临证传奇》这本书，我曾经在里面讲到治疗严重腹泻的时候，煅牡蛎一次可以用到是200g。牡蛎有收涩的作用，它含有大量的钙质，钙就可以止泄。你不是吃了凉药就泄吗？我把牡蛎加上，它本身还能平肝潜阳。所以我们要学会反佐，学会避免开这个药的副作用。这是我讲的烘热这个常见病，还有些患者兼有口苦，早上起来苦的受不了。口苦也有专药，书本上面写的是龙胆草、柴胡、生牡蛎。龙胆草、柴胡各10g，再加生牡蛎30g，这就是治口苦的一个专药。这是四川名医余国俊从他师傅那学来的，我不管从哪学来的，反正学来就是我的，我用上就完了，口苦你就可以治了。

更年期里头还有些患者悲伤欲哭，说着话就想哭唉声叹气、神神道道的，《金匮要略》讲到妇人脏燥，喜悲伤欲哭，如有神灵者，甘麦大枣汤主之。那你就可以把甘麦大枣汤加进去，我刚才讲不管治疗什么病，逮住什么症，就要去找专药、专方，抓住病机，把专药放上去。我建议大家这里头小麦的量不要低于50g，大枣不要低于15个，甘草不要低于30g。

我曾经治过一个妇女，她老公是强直性脊柱炎，在我这看病有一点效果，就跟我说能不能给他老婆看看。我说你老婆啥病？他说一给她姐打电话就哭，一哭就是半天。我不知道你们经常不经常见这种患者，我是经常遇见的。这个打电话妇女没说两句话就哭哭啼啼的。我说这个病没啥难治的，听到这里我就突然想起《金匮要略》上的甘麦大枣汤，于是我就开了这个方子，三味药，淮小麦、甘草、大枣。小麦直接开100g，多吃点也没啥，然后大枣30个，甘草30g。我说你们家是城中村的，可以自己找 100g 小麦，大枣掰开扔进去，甘草在这抓 30g。他觉得我在糊弄他、戏弄他，这么严重的病，怎么就这样开。我说你试试看，不行咱再来，我还有别的招。三天以后他来了，说这个方还挺灵的，哭的次数已经减少了，不是一接电话就哭。我说减少了就好，可以把它当饭，吃上一个月。

所以张仲景那个年代，《伤寒论》最后能传下来的小方不能小看，你不要看他稀松平常，就是个大枣小麦，确实好使。实际上她吃了一个来月就好了，也不哭了，神经也正常了。这个病是神经紧张、情绪化紧张造成的，那我们能不能用它去治疗其他精神方面紧张的病，就把它看作是一个放松剂。我曾经治过一个患者是贲门痉挛造成的疼痛，很多医生就给他健胃、清火、消炎，屡治无效，后来他找到我。我这人有个特点，要把先前用过的方子都拿过来看一看，别人是咋治的，要是别人都用过方子，我就不走那条路了，别人比我高明的多，我再走也是个失败。要另辟蹊径，我就想了半天，觉得它就是幽门紧张，他说一喝药就害怕，这个地方就疼，或者一生气，这个病就加重，胃疼、胃胀。那这是不是和精神因素有关系，我刚才说的放松剂，就先把甘麦大枣汤用上，他说这不是治胃病的吗？我管你是不是胃病，你先吃去吧，吃不好再来。咱们有的是办法，一计不行生二计，二计不行生三计。药吃完他这病就不犯了。这就是抓住病机，你就可以把这个方子扩大应用范围，凡是情绪紧张的，就可以用甘麦大枣汤。甘能缓急，中医理论上不是有这样的说法吗？那这个方子不是挺好吗？

更年期综合征的患者往往还兼有便秘，这里你们也要掌握。我刚才说如果血虚、阴虚的厉害，且没有热象的时候，就直接把当归 50g、100g 地往上加，我对当归为什么认识这么深刻，它除了补血活血，还可以润肠通便。我年轻在企业当宣传部长的时候，给我一个团委书记治病，他比我大几岁，我给他治性功能方面不强这个问题。我那时候年轻，经验不太足，大概二十七八岁，我就翻书翻了半天，发现有个妙方专门治阳痿、性功能不足，有效率 96%，治愈率 90%。我一看方子很简单，名字我还记着，在中医杂志上早年发表过。好像是有甘草、芍药、蜈蚣、当归，从药性上理解这个方子是对的，蜈蚣可以兴阳，当归也有兴阳的成分。芍药甘草缓急，就是这个方子的量是等份，我觉得量太小，就给它私自改大，把当归从散剂变成了汤剂，直接用到50g。我那时候在医院还兼任党总支书记，比较方便，在医院熬好晚上叫人送去了。半夜他就给我打电话，问我这药怎么回事，一喝就拉，半夜还睡不睡觉了。我说你先别喝了，扔那儿吧。后来把这个方子拿出来，琢磨了好半天，我看就是当归的量比较大，它不就是个补血活血嘛。再翻书一看，它大量用有润肠通便的作用。问题出在这里。我通过这个病例，以后就记住了当归大量用的时候，有润肠通便的作用。那我们在治妇女血虚兼有便秘的更年期综合征，当归岂不是一举两得，它既能滋阴补血，又能润肠通便。

我曾经治过一个28岁女的患者，血色素很低，成天大便秘结。我给她开的是四物汤、当归补血汤，里头当归直接用了60g，吃完效果很好。但吃一个礼拜她不吃了，说实在喝不下去这汤药了了，天天喝药受不了，让我能不能弄点别的药吃吃。我说你短期吃不行，你得长期吃。她说恶心实在喝不下去，那怎么办？我想了半天，我们医馆有那个兰州佛慈出的浓缩当归丸，一瓶是200粒，说明上要求一次吃八粒，我想这个挺好。就让她吃浓缩当归丸，一次吃半瓶，她说我这不是要她的命吗？说明上面写的是8粒，你一次叫我吃半瓶100粒。我说你是便秘，这个又补血，又通便，它又死不了人，死了人找我。吃了两天，她说这个挺好使的，大便也通了。我说那就长期吃，她说不行，吃不起，一盒一瓶，一天吃两次，一天一瓶。当时挺贵，一瓶10来块钱，咱不管这个事，就是通过这个事情，可以看出当归润肠通便的作用还是挺强的，但是你要记住这个前提，它是血虚，是阴不足的时候，把当归加进二仙汤里面，就可以治这种便秘。

那脾虚的便秘呢，我刚才说的是血虚，脾虚的便秘就是大便只是头头那么一点解起来困难，比较干。你们千万不要听别人一说便秘，就上大黄、芒硝，要问清楚。他便秘是前后都干；还是就是前头一点点干，后头都是软的、稀的；还是直接是软的，便不下来，那这是湿秘。如果是便头干、很硬，像羊屎蛋，但后头都软，这就叫脾虚便秘。那就要加生白术，生白术大量有通肠、健脾、生津的作用。就跟河道里没水一样，白术就能增加水让船行起来，大便就通畅了。我在《用药传奇》上也写过，直接用100g生白术，因为饮片太大了，你把它捣碎但不要打成面，打成面反而效果不好。对于这种便秘，你直接用白术，它很快就解决了。而那种实热的患者，大便前后都干燥、胃火大、一张嘴气味很大、肚子胀、人胖能吃的，就直接给调胃承气汤，泻火通便。那你解决这种不同的便秘，就可以这样处理。还有些兼症是小肚子疼的，这时候例假可能不太准确了，有时候来一点，有时候还不来，有时候隔几天才来。我写过“少腹疼痛用红藤”一文，活血镇痛通瘀。这时就可以用红藤。20世纪六七十年代，有几种药是很流行的，一根针、一把草，草里有三种药当时很流行，虎掌清热解毒，红藤专治盲肠炎，就是现在的阑尾炎，还有鱼腥草治肺炎。我到现在都还能记着，因为我是从那个年代走过来的。妇女少腹疼痛，是因为里面有肿块瘀血，红藤就起活血散结的作用。中医上讲不通则痛，通则不痛，红藤能叫你通，通了以后就不痛了。如果是偏温的，我可以加少腹逐瘀汤，偏实的加抵当汤。因为是在二仙汤的基础上加药，我不可能加太多的药，就腹痛这个症状，就加一味红藤就行了，用到30g，你要是不放心，再加30g的白芍。这不就是芍药甘草汤吗？它能缓急镇痛。疼痛无非就是腹腔里的平滑肌，或者肌肉痉挛造成的，你把它松弛了，它不就不痛了吗？

我再举个例子，如果患者夹不住尿怎么办，在二仙汤基础可以加药，桑螵蛸能不能加，麻黄能不能加，我只是举例。那可能你们碰到其他的兼症，就是尽量找专药往上放。我处方的思路很简单，就是两句话，病机+专药。所谓病机，它是发病的原因，是发病的机制，根据这个发病的原因和机制，来找一个合适的方子。再比如说，患者现在头痛、发热、出汗，脉弱，是表虚症。那表虚症是不是就是病机，治疗表虚症最好的方子是桂枝汤，这就把桂枝汤放上。桂枝汤这就是病机，那要是有喘、咳嗽怎么弄？张仲景不是给你列出来嘛，桂枝加厚朴杏仁汤，你再把这个止喘的药用上。那所有的方子，我是不是都可以按这个模式，先确定病机，根据病机找合适的方子，然后再针对特别突出的症状加上专药，是不是就能缓解症状，既治本又治标，标本兼治。我脑海里没有什么君臣佐使的概念，我看病写处方就是这个样子。因为我不太赞成君臣佐使，比如甘草能治咽喉疼痛，一味甘草汤怎么分君臣佐使？芍药甘草汤两味药就治腹痛、治各种疼痛，怎么分君臣佐使？

就是说这个病机对应的是一味药也可以，两味药也行，五味药也行，十味药也行，它是个方子也行。病机扣住它，我再解决突出的症状，把专药加上这个病就解决了。不管是什么病，我在这讲的是更年期综合征，那更年期还有很多兼症，比如低热、胸闷气短，那你就随症加专药就行了。我今天就讲到这，举了很多例子，谢谢大家。

◎学堂互动

学生甲：王老师你好，我在临床上碰到一个女大学生，她就是不来例假，也没有什么痛苦的症状，舌象、脉象也没有特别的，我通过治疗效果不太好，我想请教一下王老师。她有3个月没有来例假，舌象稍有点齿痕，别的都正常，请问这个治疗思路是怎样的？

王幸福：多大年龄？

学生甲：22岁。

王幸福：3个月没来？

学生甲：对。

王幸福：经过尿检查也没有怀孕？

学生甲：没有。

王幸福：首先要做个妇科检查，看看有没有多囊卵巢，第二个看看有没有输卵管不通，第三个看看有没有盆腔炎，如果把这三者都排除，没有啥问题。我给你个思路，你可以用《金匮要略》上的当归芍药散和桂枝茯苓丸合方。当归芍药散就六味药，当归、川芎、白芍、茯苓、白术、泽泻。然后合桂枝茯苓丸，桂枝、茯苓、桃仁、牡丹皮，这就是一个活血利湿通瘀的好方子。为啥我给你这个方子，因为你刚才给了我一个信息，舌淡苔白有齿痕，那这就是个偏寒的，偏寒你尽量不要用过凉的药。我给你的这两个方子都是偏温的，你也可以用王清任的少腹逐瘀汤，里面有小茴香、炮姜、元胡、川楝子、乳香、当归。这也是温通下焦这么一个思路，还是我刚才讲的，要把握寒热去选方。

学生乙：我想问一下，刚才您说的治大汗的那个药对，就是《医学衷中参西录》里的山茱萸、生龙骨、生牡蛎。这个是不是对更年期综合征肝盛阴虚型的盗汗效果比较好一些？

王幸福：可以。

学生乙：自汗的效果怎么样？自汗多是气虚的。

王幸福：自汗的也可以。

学生乙：黄芪也可以用？

王幸福：也可以当止汗剂，阳虚的、气虚的，你可以用玉屏风散加这组药；热症的，用当归六黄汤加这组药。这是个专药，你根据疾病，根据我的处方去用，总之还是要病机加专药。

学生乙：还有一些人，平常手汗就特别多的，这种是不是也可以用。

王幸福：这个我不主张用，手脚发热出汗比较多，这属于一种自主神经紊乱的症状，可以用血府逐瘀汤，加三物黄芩汤。用这个方子就比较好，贾海忠老师在书上曾经写到，它是专门调节自主神经的一个方子，比较好使。并不完全是活血通瘀的道理。另外三物黄芩汤是治手脚发热、出汗的一个专方。这还是病机加专药。

学生乙：我还想问，一个朋友子宫腺肌症特别重，然后到处去看病，也吃了好多种药，目前吃的大多都是桂枝茯苓丸，加一些破血散结的药，虫类药也用，但是她还是需要用镇痛药，来的前两天，还是需要打针，我想问问您有没有什么好的办法。

王幸福：我有个专方，专门治这子宫肌瘤和腺肌症的，这里头有三棱、莪术、当归、黄芪、三七。但是里面最重要的一个药是穿山甲，没有穿山甲，可能不太能解决问题，穿山甲打成粉加在里面。谁手上有我的那四、五本书，可以找找这个方子。如果离开了穿山甲，光是活血化瘀的方案解决不了，包括子宫肌瘤、子宫腺肌症。

学生丙：王老师，现在很多女性提早闭经，有的40多岁就闭经了。那是要用什么方子，用这个二仙汤可以吗？

王幸福：你首先要搞清楚病因，是不是长期用避孕药造成的。长期用避孕药造成的，我可以说没有办法。另外，还有其他原因引起来的，比如说多囊、子宫肌瘤等。还有盆腔积液、慢性盆腔炎等等一系列的，要先找到原因。如果把这些原因都排除了，那你可以考虑用二仙汤。但是我一般临床不用二仙汤，要用一个专方，叫补肾强精方，在我的书里可以找到，有紫河车、黄芪、当归、阿胶、龟甲胶、鹿角胶、鹿茸、西洋参、穿山甲。

学生丙：我知道你这个方子，还用这个方子治过一个不孕症的。然后她就怀孕了，是30多岁。这个不是治疗不孕症的吗？

王幸福：还可以治疗不孕症、闭经、月经量少。

学生丙：但是后来我给一个人也用过，她月经越来越少，然后就闭经了，也是30多岁，她也吃了有三个来月，就不想再吃了。

王幸福：那你就可以合并二仙汤，把它做成胶囊，二仙汤可以再加一些含有雌激素的药，比如菟丝子。如果兼有热象就用黄芩，如果脾虚就用白术，可以加大量。补肾强精方里头紫河车的量要加大，紫河车含有大量的雌激素黄体酮。

学生丙：就是还有很多人想让例假再重来，那还来得了吗？

王幸福：这个要看年龄，看停经多长时间了。还要参考西医的性激素六项，不要完全根据中医上说的气虚、血虚、肾精不足用药，要中西医结合看是啥原因。

学生丙：好，谢谢王老师。

学生丁：很多女性手脚冰凉。有没有什么特效方，特效药？

王幸福：这个首先要弄清楚，很多女性都容易出现手脚冰凉，有些偏瘦，有些偏胖。你们从机制上先理解一下，手脚冰凉实际上是供血不好，她的末梢循环不好，受凉以后小动脉痉挛，造成血运过不来，手脚就是冰凉的。这个在《金匮要略》上有个当归四逆汤，但是这里面我要再补充一点，除了里面要加大生姜的用量以外，还要加生麻黄，生麻黄能松弛小动脉的痉挛。麻黄我刚才讲了，它有通阳的作用，小动脉一松弛就能把血送过来，血一循环，手脚不就不凉了吗？就是这个道理。